カネミ油症 過去・現在・未来

カネミ油症被害者支援センター 編著

緑風出版

JPCA 日本出版著作権協会
http://www.e-jpca.com/

* 本書は日本出版著作権協会（JPCA）が委託管理する著作物です。
　本書の無断複写などは著作権法上での例外を除き禁じられています。複写（コピー）・複製、その他著作物の利用については事前に日本出版著作権協会（電話 03-3812-9424, e-mail:info@e-jpca.com）の許諾を得てください。

目次　カネミ油症　過去・現在・未来

第1章 カネミ油症事件とはどんな事件か　9

1　38年前に起こった日本最大級の食品公害事件　10
1968年に何が起こったのか・10／米ぬか油中毒事件がついに大々的に報道された・11／なぜダイオキシンやPCBが米ぬか油に混入したのか・12／混入原因としての「ピンホール説」と「工事ミス説」・14

2　ダーク油事件と油症事件の関連　18
ニワトリ大量斃死事件・18／なぜ、ダーク油事件と油症事件をリンクして考えなかったのか・18

3　13％しか認定されなかった「認定制度」の不備　20

4　裁判をめぐる問題とカネミ油症事件　23
はじめは国にも勝訴したが、やがて逆転敗訴へ・24／最高裁判決（国の責任否定）を出させないために訴訟取り下げ・26

5　「解決したはず」の仮払金返還問題の苦しみ　27
国は強制取り立てはしない、と踏んだ弁護団の判断ミス・27／悲劇は訴訟取り下げ後10年経って来た・28

6　カネミ油症被害者支援センターの取り組み　29

第2章　カネミ油症被害者支援センター（YSC）の取り組み　31

1　前史　32
2　YSCが取り組んできたこと　32
3　聞き取り調査から見えた被害者の病状　38
4　カネミ油症と人権問題　40
差別と生活苦・40／未認定者の人権問題・41／仮払金返還請求という人権侵害・42

5　取り組みの中で見えてきたもの　43
6　カネミ油症問題解決のためのYSC提言　45
1　カネミ油症被害者救済のため、「カネミ油症被害者救済特別措置法（仮称）」の立法化を目指す・46／2　仮払金返還問題を早期に解決すること・46／3　認定制度の抜本的見直しと、すべての油症被害者の救済を目指す・46／4　被害者が安心して治療を受けることができる医療制

度の確立・47／5 被害者の生活支援制度の確立・47／6 治療法確立のための抜本的研究体制づくり・47／7 国とカネカの責任明確化と予防原則の確立・47／8 市民団体（NGO）との協力関係構築・48

第3章 弁護士から見た「カネミ油症事件」の問題点と解決の方向 49

保田　行雄

カネミ油症事件に対する人権救済申立書　50
　第1 申立の趣旨　50
　第2 申立の理由　51
　第3 人権侵害の具体的内容　54
　第4 必要な措置　55
　第5 日弁連の責務と日弁連への期待　56
　第6 補　足　56
　　1 カネミ油症事件とは・56／2 カネミ油症患者の人権侵害の現状・57／3 カネミ油症患者に対する国の対策の現状・59／4 総合的な救済制度の必要性・60

第4章 医師から見たカネミ油症被害者の健康被害と克服への道　63

原田　正純

前文　64
はじめに、なぜ、今、油症か　65
第1 厄介で便利なもの有機塩素系化合物質　66
　1 有機化合物の合成・66／2 有機塩素系化合物は毒ガスからはじまった・66／3 こんな便利なものはない？PCB・68／4 大量生産、大量消費のつけ・70
第2 カネミ油症事件の経過　71
　1 ダーク油事件；カネミ油症事件は予見できなかったのか・71／2 油症発覚；食品衛生法違反では？・73／3 病因物質の追求・74
第3 カネミ油症の臨床症状　75
　1 油症以前に分かっていた症状は職業病・75／2 初期の臨床症状（倉

恒による）・76／3 台湾油症・79／4 追跡調査（五島の患者たち）で分かったこと、生活の場で診る・80／5 小児性・胎児性油症および次々世代に及ぼす影響・84／6 ジェンダーからみた被害の実態・87

第4 カネミ油症の診断　　88

1「油症」診断基準と油症患者の暫定的治療指針（1969年）・88／2 1972（昭和47）年10月26日改訂版・89／3 1976（昭和51）年6月14日補遺と1981（昭和56）年6月16日追加・90／4 新たなPCDF値を加えた基準改定（2004年9月29日）・90／5 診断基準の問題点・91／6 韓国・アメリカにおける枯葉剤後遺症の診断・92

第5 カネミ油症事件の責任　　93

1 三つの責任・93／2 企業責任；食品を扱う企業の注意義務、安全性確認義務・94／3 鐘化の責任；製造物責任・94／4 行政責任、行政は何のためにあるのか・95／5 弁護団の責任、仮払い金を返せ・98

第6 カネミ油症事件は史上最大の人権侵害　　100
第7 提言　　101

引用文献・102

第5章 疫学者から見た「カネミ認定」の誤りとあるべき姿　　105

津田　敏秀

カネミ油症における食品衛生に関する問題について　　106

1 カネミ油症事件の特質・106／2 初期対応の誤り・107／3 油症研究班と「診断基準」の問題点・107／4 未認定中毒患者はどう救済すべきか・110／5 その他・110／参考文献・111

食品衛生法旧法（抄）　　111

第八章 雑則（抄）・111／附則（抄）・112

カネミ油症事件における食品衛生行政に関する意見書　　119

はじめに・119／医師の届け出について・120／食中毒事件としての対策について・122／食中毒事件における調査と報告書について・124／おわりに・127／参考文献・127

第6章 YSCの調査活動と資料　　129

1 **女性調査**　　130
　はじめに・130／中間報告（第1次調査集計）2003年2月・130／第2次女性被害者 調査報告（2005年末）・140

2 **男性被害者調査**　　142
　中間報告より・142／2005年末　調査集計・144

3 **次世代影響——PCB・ダイオキシン被害は次世代まで**　　145
　はじめに・145／調査のまとめ方・146／カネミ1世・146／カネミ1世から2世の誕生・147／カネミ2世・147／2世調査結果から気づいたこと・149／まとめ・149

4 **骨と歯の健康調査から**　　152
　聞き取り調査による症状・153

5 **ケース・スタディ——家族票から見えてくる油症被害の実態**　　156

6 **台湾被害者**　　166
　台湾油症被害者との交流・166／女性被害者調査結果・166／男性被害者調査結果・168

あとがき　　169

第1章　カネミ油症事件とはどんな事件か

1　38年前に起こった日本最大級の食品公害事件

　カネミ油症事件は、今から38年前の1968年に、福岡県北九州市に本社を置く「カネミ倉庫㈱」が製造販売した米ぬか油（カネミサラダライスオイル＝写真1）を食した人たちが、身体の吹き出物、手足の痛みや痺れなど、様々な健康障害を訴えたことで発覚した事件である。被害者が出た地域は、福岡・長崎・高知・山口・広島等、西日本一帯に広がり、被害届を出した人は1万4627人にのぼり、日本最大級の食品公害事件となった。

■1968年に何が起こったのか

　1968年3月中頃、西日本各地で、身体に吹き出物ができたり、手足に痛みや痺れが出たり、目まいや頭痛などを訴えて病院を訪れる人が続出した。しかし原因は不明のままだった。

　同年6月7日、九州大学医学部付属病院皮膚科に福岡県在住の3歳女児が受診し「痤瘡様皮疹（ざそうようひしん）」と診断された。8月になると、この女児の家族を含めて18人が同病院皮膚科を受診した。患者を診察した医師は「集団食中毒」と診断し、「米ぬか油を食べたことが共通」していると説明した。食中毒が発生した場合は、医師は食品衛生法の規定では届出をしなければならないが、その医師は「発生届出」を出さなかった。

　同年8月11日、変電所に勤務する九州電力職員の国武忠は、同病院に受診した時、その場にいた同じような症状に苦しむ一人の患者と原因について話し合った。その時その患者が「原因は（カネミ）ライスオイルではないかと思います」と言った。その言葉で、国武は大牟田の変電所に転勤する前に福岡市の九州電力社宅に住んでいたが、その頃米ぬか油（ライスオイル）を社宅仲間で分け合っていたことを思い出した。そこで国武は当時の社宅仲間を一軒一軒訪ね歩いたところ、他の仲間も同じような症状に苦しんでいるのを知り「奇病の原因は米ぬか油」だと確信した。

　同年8月末、国武は自宅に使い残してあった米ぬか油の一部を受診した病院（九州大学医学部付属病院）に持参し分析を依頼したが、同病院からなかなか連絡が来なかった。そこで同年10月3日、国武は同じ使い残しの米ぬか油を

大牟田保健所に持ち込み、分析を依頼した。翌4日、同保健所の医師は福岡県衛生部に連絡し、10月8日には同保健所が県衛生部に米ぬか油を直接届けた。

県衛生部ではすぐにカネミ倉庫の所在する北九州市に米ぬか油の製造工程調査を依頼するとともに、製造元であるカネミ倉庫にも職員を直接派遣した。この動きを察知した朝日新聞西部本社の記者が10月10日の夕刊で、この「奇病発生」の第1報を報じた。

■米ぬか油中毒事件がついに大々的に報道された

1968年10月10日に『朝日新聞』夕刊が「油症被害集団発生」をスクープ記事で報じ、それを追う形で翌11日に他の新聞・テレビ各社もこの奇病発生を一斉に報じた。

以後連日のようにカネミ倉庫の米ぬか油中毒ニュースが新聞やテレビで報道されたことで、カネミ米ぬか油が出

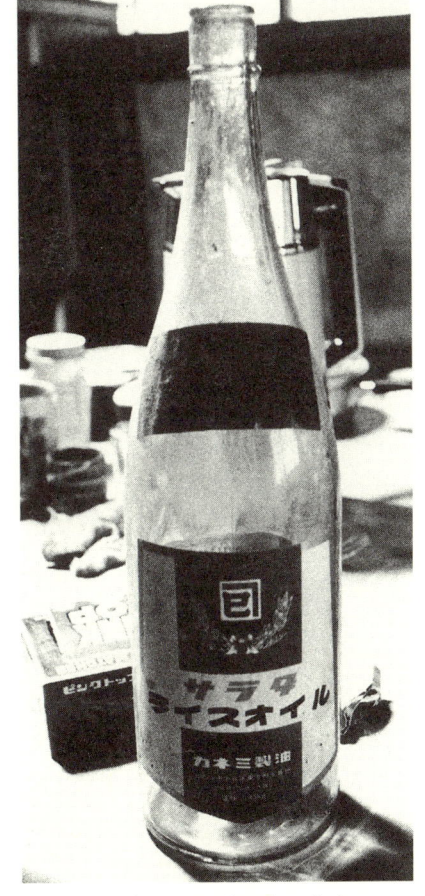

写真1　カネミサラダライスオイル

回った西日本一帯各地で、米ぬか油を食べていて「もしや今苦しんでいる症状は同じ中毒ではないか」と不安に思った人たちが次々と病院を訪れた。最終的に保健所が集計した被害届者は1万4000人以上に達した。

被害は西日本一帯に出たが、地域的に被害が集中した地域がある。長崎県五島列島の福江島玉之浦町と奈留島奈留町（両町とも現五島市）はそうした被害が集中して現れた地域だ。「カネミライスオイルは皇后陛下も食べています」「髪油の代わりにそのまま使えますし、風呂上りや洗顔の後に顔や手足にぬるとさっぱりした気分になります」「一日盃一杯飲むと高血圧に効く」「美容と健

康にいい」というのがカネミ米ぬか油の宣伝文句だった。玉之浦町では通常の小売価格より2割も安い値段で売られたのと、この巧みな宣伝文句でカネミ米ぬか油はよく売れた。やがて被害が出始めたが、まさか米ぬか油が原因とは思わず〝健康回復〟のためにさらに米ぬか油を食したため、より症状が悪化したケースがいくつも出た（写真2）。

■なぜダイオキシンやPCBが米ぬか油に混入したのか

　カネミ油症事件は米ぬか油に混入したダイオキシンとPCB（ポリ塩化ビフェニール）による複合汚染が原因であると現在では判明しているが、当初はPCBが原因であるとされていた。

　1968年10月11日にマスコミ各社が事件を大々的に報道した直後の10月14日、九州大学医学部・同大学薬学部・久留米大学医学部・福岡県衛生部の四者合同編成による「油症研究班」が設置された。「奇病」の原因がカネミ倉庫製の米ぬか油であることが早い段階から確認されていたことは、この「油症研究班」という名称からわかるであろう。

　油症研究班は同年11月4日、「油症の原因はPCB（ポリ塩化ビフェニール）である」と正式発表した。

　ではなぜPCBが食品製造過程で使われ、そして米ぬか油に混入したのであろうか。PCBが今ほど毒性が強い物質だと当時は知られていなくても、食品中に混入したらよくないという認識は当時でもあったはずだ。食品に機械油が混入したら誰もその食品を口にはしないであろう。

　米ぬか油は、米ぬか特有の臭いがあるため食品として使う場合は「脱臭」が必要だ。しかし米ぬか油を直接熱すると米ぬか油が変質するおそれがある。そこでPCB（商品名カネクロール400＝製造企業カネカ）をまず250度まで加熱し、その加熱したPCBを脱臭塔内のステンレス製蛇管に送りこみ、蛇管を通して米ぬか油を間接的に温め脱臭する方法をカネミ倉庫は開発した。PCBが「燃えない油」といわれるほど熱媒体に優れた特性を有していることを応用したのだ。この技術をいち早く軌道に乗せたため、カネミ倉庫は西日本最大の食用油メーカーへと急成長したのである（写真3）。

　しかし、もし金属製蛇管がなんらかの理由で（例えば大地震とか）損傷して食用油にPCBが流れ込むおそれがあることを考えれば、本来、そのような利

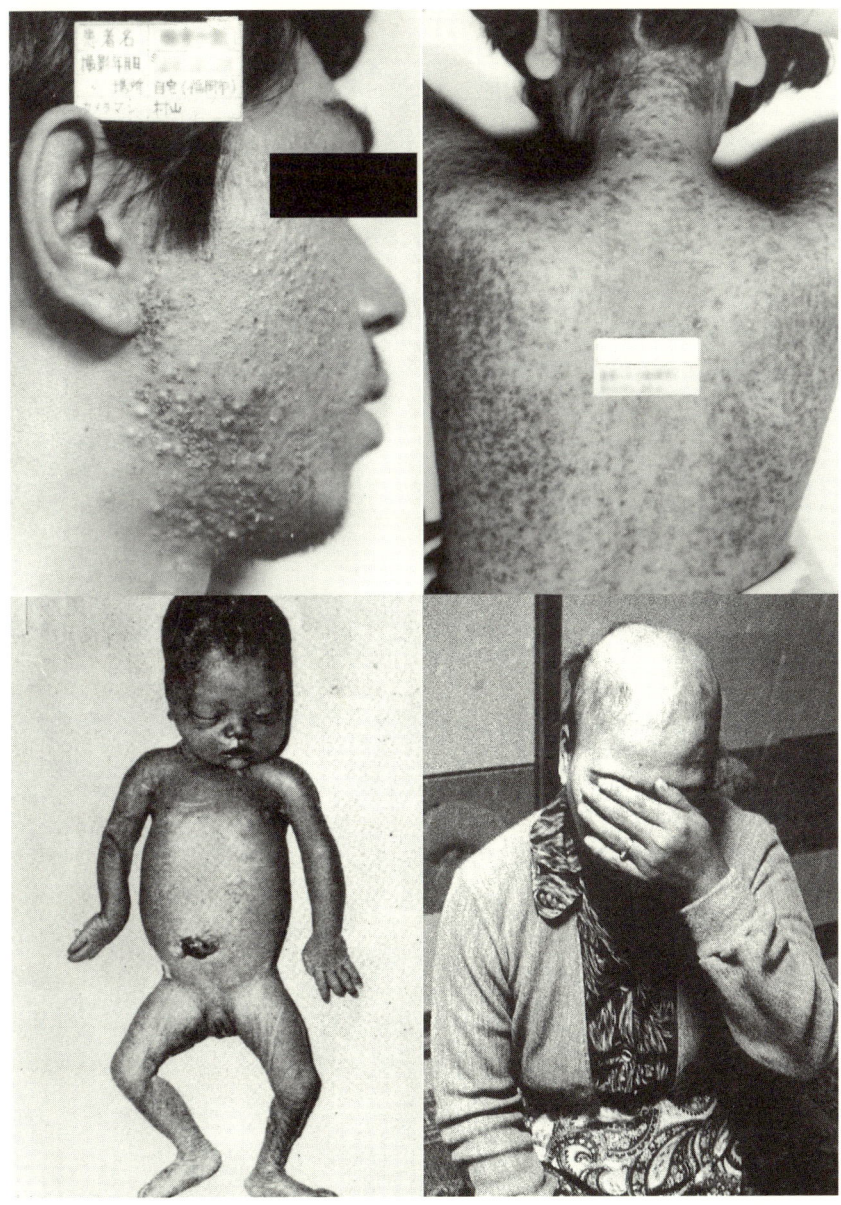

写真2
左上：塩素痤瘡疹（クロルアクネ）
右上：被害者は全身に発症している
左下：PCB汚染油を摂取した母親から生まれた児（黒皮新生児）
右下：女性の被害者（彼女は頭髪が全て抜けた）

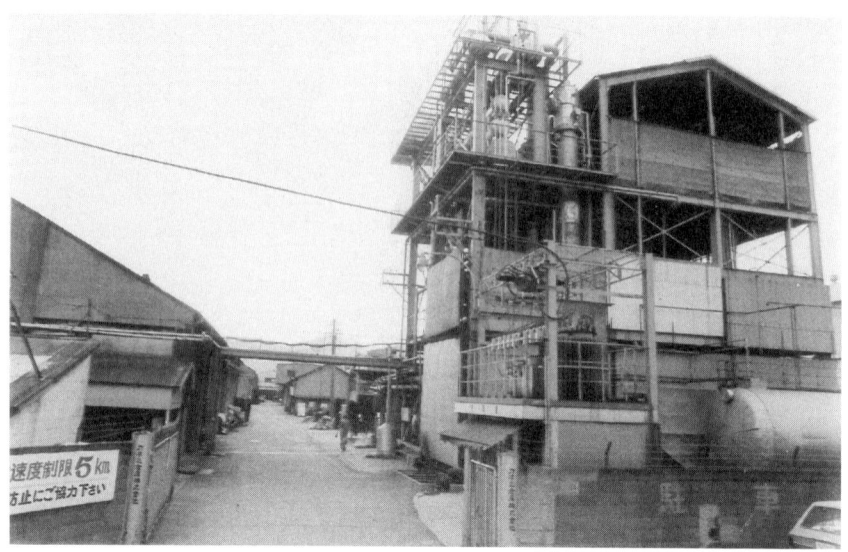

写真3　カネミ倉庫㈱（北九州市）

用は避けるべきであっただろう。このことは、カネミ倉庫側にPCBが毒性のある危険物質であることへの知識がなかったことと、PCB製造業者である大企業カネカが商品納入先に「PCBが毒性物質である」という商品説明を十分してこなかったことを示している。

■混入原因としての「ピンホール説」と「工事ミス説」

金属製（ステンレス）蛇管からPCBが脱臭塔内に流れ出た原因として、ピンホール説と工事ミス説がある。

長い間、米ぬか油にPCBが混入した原因としてピンホール説が採用されてきた。ピンホール説は、1968年11月16日に九州大学調査団がカネミ倉庫米ぬか油製造工場に立ち入り調査した際、6つある脱臭塔の一つ（六号脱臭塔）から金属製蛇管にとても小さな孔（ピンホール）を3カ所発見した、ことからきている。ピンホールができた原因は、金属製蛇管内を流れるPCBが高温のため分解し塩素ガスを発生させ、その塩素ガスが水と化合して塩酸になって蛇管のステンレスを腐食させ孔があいた、と説明されている。同年11月25日に開催された厚生省油症対策本部の会議で「中毒事件の原因」としてこの説が追認された。

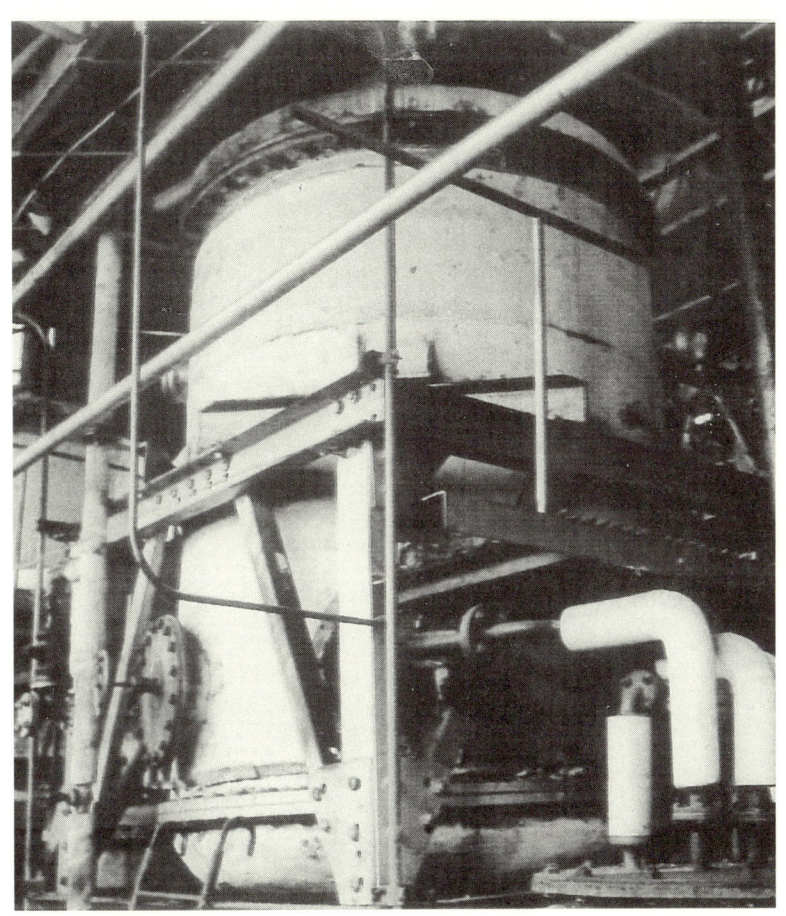

写真4　脱臭塔外観

　PCBの米ぬか油への混入は1968年1月29日であることが、事件から相当後になって判明している。1月29日からその後約1カ月間でカネミ製造工場で使ったPCB（カネクロール400）は550キログラムである。その前1カ月で使われた量は15〜20キログラムだが、これが通常の1カ月の消費量である。このことは明らかにこの時期に異常事態が発生したことを物語っている。ピンホールが事実としても、この異常なPCB消費量の説明には適さない。それなのに長い間ピンホール説が採用されてきたのは、カネミ倉庫側が作業日誌等を隠したり改ざんしたからだ。

工事ミス説は事件発生から12年経った1980年に初めて出てきた。工事ミス説を展開したのはカネミ倉庫加藤三之輔社長実姉の加藤八千代氏である。加藤八千代氏は「日本婦人科学者会議議長」を務めたことのある科学者で、1962年から1968年までカネミ倉庫の非常勤取締役をしていた。八千代氏は実弟の経営するカネミ倉庫が社会を揺るがす油症事件を引き起こしたことに対し、たとえ会社に不利になることでも科学者として真相を解明したいと決意し、『裁判と科学ノート　カネミ・ダーク油事件　隠された事実からのメッセージ』（幸書房）等で自分の知りえた事実や調査内容を明らかにした。

　工事ミス説とは次のようなものだ。
① 　1968年1月29日、脱臭塔（写真4、図1）に取り付けられていた水銀温度計の感度が悪く、温度が正確に測れないので、脱臭塔内の米ぬか油と接している温度計の保護管先端部分を広げる工事をした。脱臭工程が適切な状態下にあるためには温度管理が不可欠だからだ。
② 　その際、1号塔（脱臭塔は6つある）内のPCBの入った金属製蛇管（写真5）を傷つけ穴をあけた。そのため米ぬか油にPCBが混入した。
③ 　カネミ倉庫はPCBが混入した大量の米ぬか油を廃棄処分せず、「再脱臭」し、これを汚染されていない米ぬか油と混ぜて出荷した。

　この工事ミスが長い間発覚しなかったのは、カネミ倉庫の森本義人工場長らが作業日誌、脱臭日誌、運転日誌、食油精製日報、ウィンター日誌（脱臭に続く工程状況を記載）、鉄工日誌、等の証拠文書を隠匿・改ざんしたからである。
　PCBで汚染された米ぬか油を再脱臭したのは、「再脱臭（再加熱）すればカネクロール（PCB）は飛んでしまう」とカネミ倉庫は安易に考えていたからと思える。しかしこのPCB入り汚染米ぬか油の再脱臭（再加熱）により、PCBよりはるかに毒性の強いPCDF（ジベンゾフラン＝正しくはポリ塩化ジベンゾフランでダイオキシン類）が生成されたのである。カネミ油症は「病気のデパート」といわれるほど、被害者は全身かつ多様な症状に苦しんでいる。その病状等については第2章、第4章で展開されるのでここでは触れないが、PCB被害にしては症状が重くかつ長引くので、当初から専門家から原因について不審がられていた。もちろんPCBも危険極まりない物質である。しかしカネミ油症の原因がPCBだけでなく、PCBよりはるかに毒性の強いPCDF（ジベンゾフラン）

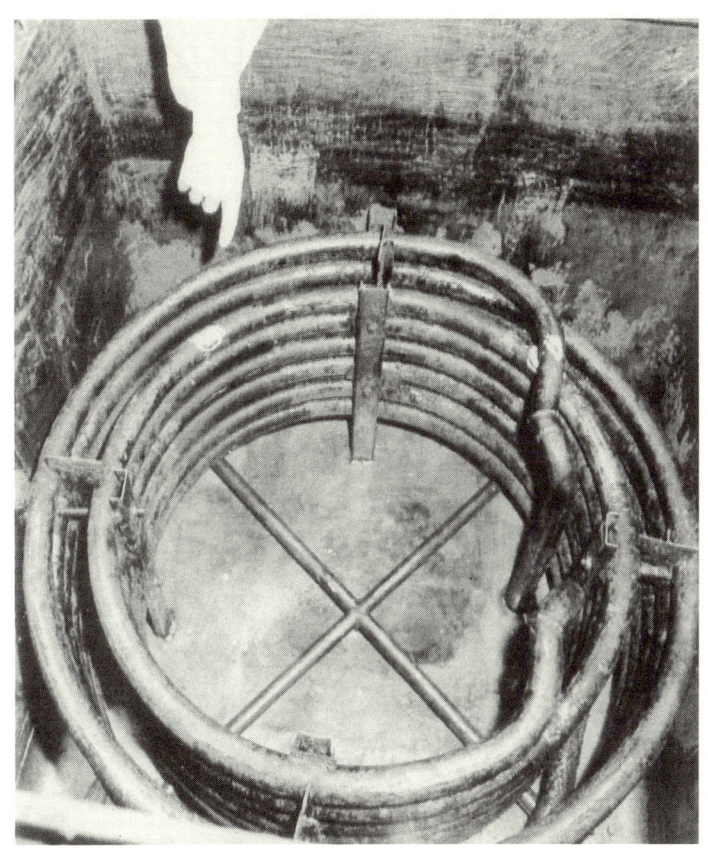

写真5　脱臭塔内の金属製蛇管

が大きく関与していることが判明したのは、事件後19年経った1987年である。そのPCDF（ジベンゾフラン）が「PCB入り汚染米ぬか油の再脱臭（再加熱）」という人為性により生成されたことに、当時のカネミ倉庫の悪質さが浮かび上がる。

　1968年のカネミ油症事件の原因は工事ミス説でなければ「大量のダイオキシン・PCB混入」は説明できない。しかしピンホール説が否定できないのは、1968年の事件以前にもカネミ米ぬか油を食して油症を発症している人が何人もいることだ。ピンホール説はPCB製造企業カネカの製造責任に結びつく有力な根拠だ。反対にずっと後から出てきた工事ミス説は大企業カネカの責任転嫁の材料に使われた。ピンホール説を採用すれば「そんな毒性物質を食品製造

工程の熱媒体に使用させたカネカが悪い」となるが、工事ミス説とならば「そんなズサンな改修工事をしたカネミ倉庫が悪いのであって、PCB製造企業のカネカにまで責任を拡大するのは穏当ではない」という見解に通じるからだ。、つまり1968年の油症事件の主原因は工事ミスだが、それ以前から油症は発症しておりピンホール説が否定されたわけでない。ピンホールも工事ミスも両方合ったと見るべきなのだ。したがって毒性物質PCBを食品製造工程の熱媒体に使用させた大企業カネカの責任は免れないと解すべきだ。

2　ダーク油事件と油症事件の関連

■ニワトリ大量斃死事件

1968年2月から3月にかけて、西日本の16県317養鶏場でニワトリが大量死する事故が起こった。農林省（現農水省）の調査によると被害に遭ったニワトリの数は約207万羽で、うち約49万羽が斃死した。

ニワトリ大量死を招いた原因の配合飼料は東急エビス産業と林兼産業の製品に限られていた。両社とも、カネミ倉庫が米ぬか油を製造する過程で副産物としてできる「ダーク油」をニワトリの飼料に添加して使っていた。そのためこのニワトリ大量斃死事件は「ダーク油事件」といわれる。

米ぬか油は原料の米ぬかからまず薬品で油分を抜き、それに加熱・脱酸・脱色工程を施すが、脱酸処理の段階で油滓が出る。これが飼料として使われるダーク油の元である。もう一つ、米ぬか油製造の最終段階にあたる脱臭工程で生じる飛沫油や泡油（あわゆ）などもダーク油にまわされる。いわば米ぬか油製造の際に出る「カス」を再利用したものがダーク油である。ダーク油の由来は色が黒っぽいことからきている（図2）。

つまり、米ぬか油（食用としてのライスオイル）もダーク油（ニワトリの飼料）も原料は同じなのである。

■なぜ、ダーク油事件と油症事件をリンクして考えなかったのか

1968年1月末にカネミ倉庫米ぬか油製造工場の脱臭塔工事ミスが原因で汚染されたダーク油と米ぬか油（ライスオイル）により、一つはニワトリ大量斃死事件を引き起こし、もう一つは日本最大級の食品公害事件を引き起こしたのである。

図1 脱臭塔の構造

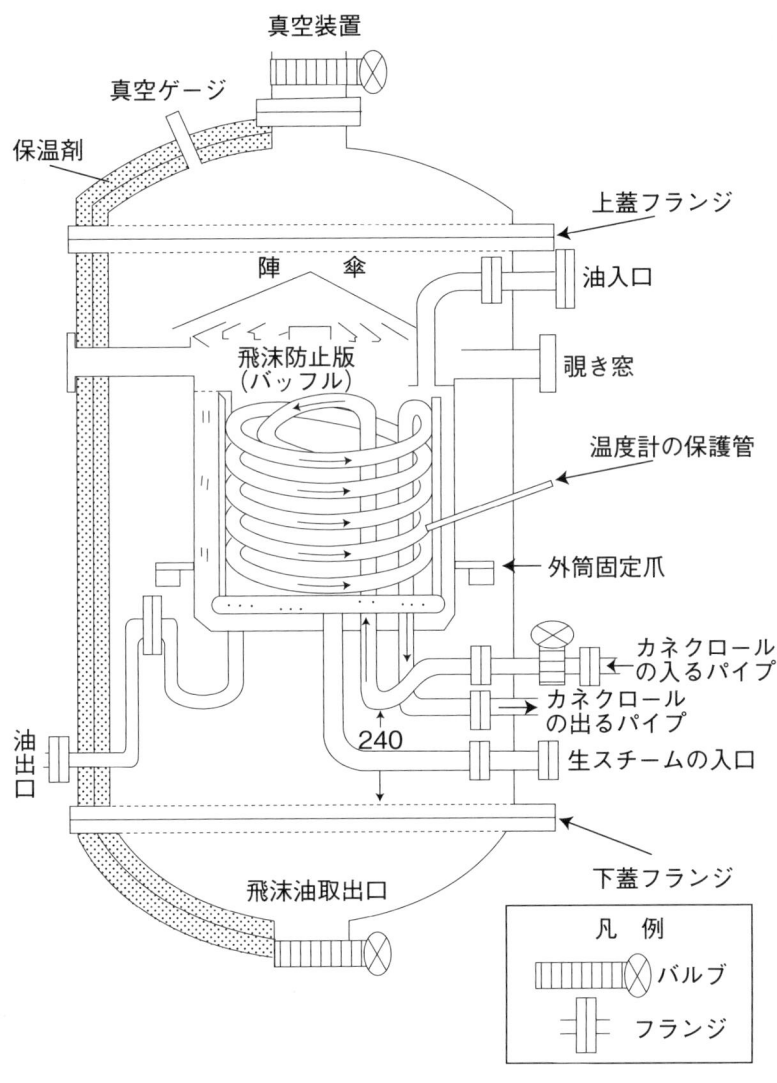

出所）カネミ油症刑事事件判決書（1978年3月24日）のG8ページ・図表5の「脱臭缶構造図」を基に脱臭塔の長さなどを削除して作成。「脱臭缶」を「脱臭塔」とした。

©緑風出版

1968年2月から3月にかけてダーク油事件は発生した。同年3月22日、農林省（現農水省）福岡肥飼料検査所飼料係の職員は北九州市にあるカネミ倉庫製油工場を立ち入り調査した。その際「ダーク油に問題があるのなら、その材料に使っているライスオイルは大丈夫か」と訊ねたが、カネミ倉庫側が「はい、大丈夫です」と答えた。しかし農林省側はそれ以上の追及をしなかった。日本の縦割り行政では、ダーク油事件は「飼料を管轄する農林省」が扱い、油症事件は「食品を管轄する厚生省」が扱う。しかしダーク油と米ぬか油の製造工程を調査し、どういう関係にあるかを明らかにするのが「立ち入り調査」の基本であろう。たんなる一般的調査でなく、ニワトリ大量斃死事件の原因を調べるための立ち入り調査である。当時、カネミ倉庫が西日本最大の食用米ぬか油メーカーであることは広く知られていた。この国の縦割り行政の罪はあまりにも大きい。

　もしこの時、ダーク油も米ぬか油も同じ製造過程で生成されるものであり、ダーク油汚染は米ぬか油汚染につながる、という観点で調査がなされていたら、これほどの規模の油症被害には広がらなかったであろう。2月から3月の段階で米ぬか油の出荷停止等の措置がとられ、新聞・テレビ・ラジオを通じ、「カネミ倉庫製のライスオイルを食べないよう」呼びかけることもできたからだ。かえすがえすも縦割り行政がもたらした国の責任は重い。

3　13％しか認定されなかった「認定制度」の不備

　1968年のカネミ油症事件発覚当時、約1万4000人が被害を訴えた。しかし患者として認定されたのは1867人で、被害を訴えた人のわずか13％しか認定されなかった（その後時期を隔てて新規認定された数は含まず）。
　その原因はどこにあるのか。
　新聞・テレビ各社が事件を一斉に報じたのは1968年10月11日である。その3日後の10月14日に九州大学医学部・同大学薬学部・久留米大学医学部・福岡県衛生部の4者で「油症研究班」が編成され、本部が九州大学医学部内に設置された。そしてさらにその4日後の10月18日、「油症研究班」とは別に厚生省の指示で「全国油症研究班」という新たな新組織が発足した。その全国油症研究班の下に「追跡調査班」と「全国油症治療研究班」が設置される。追跡調査

班の役割は油症患者の検診と追跡調査を実施することである。追跡調査班は全国11ブロックに分かれている。もう一つの全国油症治療研究班の役割は油症の治療法などについて研究することである。全国油症治療研究班は九州大学と長崎大学の各油症研究班と、福岡県保健環境研究所で編成された。

　こうしたあたふたとした状態の下で、一番初めに発足した九州大学医学部等の4者合同編成の「油症研究班」が、10月14日に発足してからわずか5日後の10月22日、皮膚症状に重点を置いた「油症患者診断基準」を発表する。この「油症研究班」は厚生省が指示して設置された組織ではない。しかしこの「油症患者診断基準」がその後の認定・非認定の振り分け基準として機能していく（10月28日に油症研究班は診断基準の一部改定を発表するが大筋には影響しない）。

油症診断基準（2004年9月29日補遺）

　油症の診断基準としては、1972年10月26日に改訂され、1976年6月14日に血液中PCQ濃度が追補された基準であるが、その後の時間の経過とともに症状の変化ならびに分析技術の進歩に伴って、血液中2,3,4,7,8-petachlorodibenzofuran (PeCDF) 値を追補することが妥当と考えられたので、追補・改訂することとした。

発病条件
　PCBなどの混入したカネミ米ぬか油を摂取していること。
　油症母親を介して児にPCBなどが移行する場合もある。多くの場合家族発生がみられる。

重要な所見
1. 痤瘡様皮疹
　顔面、臀部、そのほか間擦部などにみられる黒色面皮包、面皰に炎症所見の加わったもの、および粥状内容物をもつ皮下嚢胞とそれらの化膿傾向。
2. 色素沈着
　顔面、眼瞼結膜、歯肉、指趾爪などの色素沈着（いわゆるブラックベイビーを含む）
3. マイボーム腺分泌過多
4. 血液PCBの性状および濃度の異常

5．血液PCQの濃度の異常（参照1）
6．血液2,3,4,7,8-petachlorodibenzofuran（PeCDF）の濃度の異常（参照2）

参考となる症状と所見
1．自覚症状
　1）全身倦怠感
　2）頭重ないし頭痛
　3）四肢のパレスジア（異常感覚）
　4）眼脂過多
　5）せき、たん
　6）不定の腹痛
　7）月経の変化
2．他覚的所見
　1）気管支炎所見
　2）爪の変形
　3）粘液嚢炎
　4）血液中性脂肪の増加
　5）血液 γ-GDPの増加
　6）血清ビリルビンの減少
　7）新生児のSFD（Small-For-Date Baby）
　8）小児では、成長抑制および歯牙異常（永久歯の萌出遅延）
　参照1　血液中PCQの濃度
　(1) 0.1ppb以上：高い濃度
　(2) 0.03～0.09ppb：(1)と(3)の境界領域濃度
　(3) 0.02ppb（検出限界）以下：通常みられる濃度
　参照2　血中2,3,4,7,8-PeCDFの濃度は以下のとおりとする。
　(1) 50pg/g lipids 以上
　(2) 30 pg/g lipids 以上、50pg/g lipids 未満
　(3) 30 pg/g lipids 未満
　また、年齢・性別についても勘案して考慮する。

　この「診断基準」は、身体表面に現れた皮膚症状等を油症の症状と認めたものの、内臓疾患等身体表面には現れない症状は油症の症状とは認めない、という致命的欠陥を持っていた。そのため、同じ家族が同じ食事を摂り同じカネミライスオイルを食しながら、家族内のある者は外見に症状が出ていることを理由に患者として「認定」され、家族内の別の者は内臓疾患等で苦しみながらも

外見症状がないことを理由に「非認定」として除外しまう事態を生んだ。

　カネミ油症事件は、カネミ倉庫製造の米ぬか油（ライスオイル）を食したため起きた食中毒事件である。食中毒事件は食品衛生法に基づき、「原因物質を食したこと」と「有症」の二つが条件として満たされれば「被害者」として認定すべきなのである。こうした基本的な対応をしないで放置されたため、被害を訴えた人の約13％しか被害者として認定されない悲劇が生まれた（この点は第5章で詳しく展開される）。

4　裁判をめぐる問題とカネミ油症事件

　日本最大級の食品公害事件であるカネミ油症事件が新聞・マスコミ各社で報道されるや、被害者たちは被害者組織づくりや損害賠償請求に向けた動きを始めた。もっとも早く動いたのが福岡市を中心とした被害者により結成された「福岡地区カネミライスオイル被害者の会」で、1968年10月14日に会はつくられた。その後各地で被害者の会は結成され、カネミ倉庫への追及が始まる。

　こうした被害者たちの怒りの行動の中で、訴訟を起こす動きも出てきた。1969年2月1日、福岡地区カネミライスオイル被害者の会の45名が、PCB（カネクロール）製造企業カネカ（当時・鐘淵化学工業）・カネミ倉庫・カネミ倉庫社長加藤三之輔の3者を相手取って損害賠償の民事訴訟を起こした。

　以後、いろいろな経緯から様々な裁判が提起された。それらの訴訟を整理すると、以下のような民事訴訟が7件、刑事訴訟が1件で計8件の裁判が行われた。

① 「福岡カネミ民事訴訟グループ」（原告45人）　被告（カネカ・カネミ倉庫・カネミ倉庫社長）　提訴1969年2月1日
② 「全国統一民事訴訟第1陣」（当初原告750人、その後1984年に約330人が脱退し「油症原告連盟」結成）　被告（国・北九州市・カネカ・カネミ倉庫・カネミ倉庫社長）（国は農水省、以下同じ）　提訴1970年11月16日
③ 「全国統一民事訴訟第2陣」（原告363人）　被告（国・北九州市・カネカ・カネミ倉庫・カネミ倉庫社長）　提訴1976年10月8日
④ 「全国統一民事訴訟第3陣」（原告73人）　被告（国・北九州市・カネカ・カネミ倉庫・カネミ倉庫社長）　提訴1981年10月12日

⑤ 「全国統一民事訴訟第4陣」（原告7人）　被告（カネミ倉庫・カネミ倉庫社長・カネカ・国）　提訴1985年7月29日
⑥ 「全国統一民事訴訟第5陣」（原告75人）　被告（カネミ倉庫・カネミ倉庫社長・カネカ・国）　提訴1985年11月29日
⑦ 「油症福岡訴訟」（原告576人）　被告（カネカ・カネミ倉庫・カネミ倉庫社長）　提訴1986年1月6日
（以上民事訴訟）

◎「カネミ油症刑事訴訟」（送検日1969年8月25日）
業務上過失致傷（カネミ倉庫社長加藤三之輔、カネミ倉庫元工場長森本義人）、不正競争防止法違反（カネミ倉庫、カネミ倉庫社長加藤三之輔、同専務梅田新蔵、同前企画室長福西良蔵、同前営業課長林清）、軽犯罪法違反（カネミ倉庫前営業課長林清）

■はじめは国にも勝訴したが、やがて逆転敗訴へ

　口火を切った「福岡カネミ民事訴訟」は1977年10月5日、すべての民事訴訟にさきがけて第1審判決（福岡地裁）を迎えた。この裁判はPCB製造企業カネカとカネミ倉庫とカネミ倉庫社長加藤三之輔の3者を相手に争われたが、判決はカネカに製造責任、カネミ倉庫と社長に過失責任を認める全面勝訴であった。賠償内容は3者連帯で総額約6億2000万円、1人当たり2570万円から860万円を被害者（45人）に支払え、というものだ。この判決を不服としてカネカは控訴したが、カネミ倉庫側は控訴を断念した。カネカが控訴したため1984年3月16日に福岡高裁で第2審判決が出されたが、カネカの製造責任とカネミ倉庫・同社長の過失責任を再び認めた。ただしカネカへの認容額が第1審判決額より約3億9000万円低い額となった。カネカはこの第2審判決も不服として最高裁に上告した。

　ここで重要なことはカネミ倉庫と同社長への判決はこの段階で確定したことである。

　次に「全国統一民事訴訟」の第1陣（全国統一民事訴訟はその後5陣まで提起された）の第1審（福岡地裁小倉支部）判決が1978年3月10日に出た。訴訟相手は国・北九州市・カネカ・カネミ倉庫・同社長の5者であるが、判決はカネミ倉庫とカネカの責任は認定し、国と北九州市とカネミ倉庫社長の3者は責任を認

図2 米ぬか油の製造工程と脱臭工程

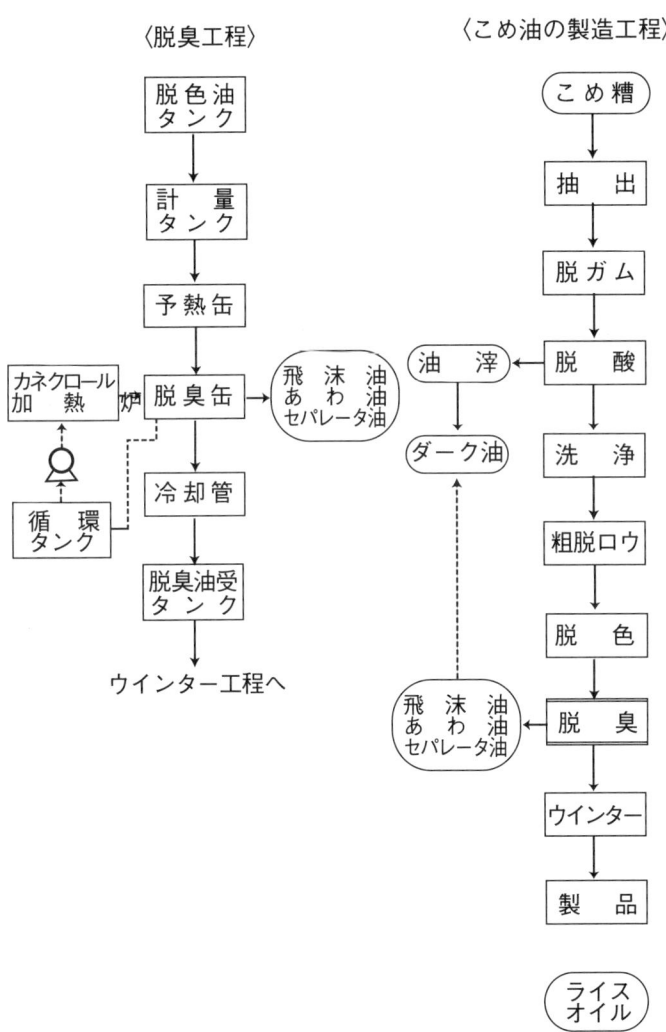

※米ぬか油とダーク油は同じ過程から作られる。

警察の検証調書より抜粋

出典）加藤八千代『隠された事実からのメッセージ　裁判と科学ノート　カネミダーク油・油症事件』（幸書房、1995年）40頁　©緑風出版

めない、というものだった。カネミ倉庫とカネカへの責任認容額は1人平均約835万円であった。この判決に対し被害者原告とカネカが不服とし控訴した。この全国統一民事訴訟第1陣の控訴審（福岡高裁）判決は、1984年3月16日に出された。その内容は北九州市には敗訴したが、第1審で負けた国とカネミ倉庫社長加藤三之輔に逆転勝訴し、カネミ倉庫とカネカに対しては第1審同様勝訴した。この2年前の1982年3月29日に全国統一民事訴訟第2陣の第1審（福岡地裁小倉支部）では国と北九州市には敗訴したが、カネミ倉庫・同社長・カネカに勝訴しており、また1985年2月13日の全国統一民事訴訟第3陣第1審（福岡地裁小倉支部）判決では北九州市を除く4者（国・カネカ・カネミ倉庫・同社長）に全面勝訴した。この時期までに原告（被害者）側は、国に2度、カネカに6度勝訴しており、まさに高揚期であった。

　平行して進められていた刑事訴訟は、1978年3月24日に福岡地裁小倉支部で判決が出され、カネミ倉庫元工場長森本義人に禁固1年6カ月（求刑同2年）の有罪が出された。加藤三之輔社長は無罪（求刑禁固2年）であった。「（加藤三之輔社長に米ぬか油PCB混入事故の）予見可能性はなく、社長として一般的な統括責任はあるが、刑事上の監督責任までは問えない」というのが無罪判決の理由だが、釈然としないものが残る。

　1985年2月13日の全国統一民事訴訟第3陣第1審（福岡地裁小倉支部）判決までの段階は明らかに原告（被害者）側に優勢の状況であった。

　しかし1986年5月15日の全国統一民事訴訟第2陣の控訴審（福岡高裁）判決で事態は一変する。この判決では、米ぬか油にPCBが混入した原因としてそれまでの「ピンホール説」でなく「工事ミス説」が採用される。そしてカネミ倉庫の過失責任と加藤三之輔社長の代理監督責任は認めたが、国の行政責任とカネカの製造物責任は全く認めない内容だった。この1986年5月15日の第2陣控訴審判決は、その後の原告側の国への訴え取り下げと国の原告への仮払金返還請求（後述）へとつながる重大な転機となった。

■最高裁判決（国の責任否定）を出させないために訴訟取り下げ

　国の責任を認めないばかりか、過去6回も判決で認めていた「カネカの製造物責任」も否定するという、この第2陣控訴審判決（1986年5月15日）は原告（被害者）側に深刻な打撃となった。とりあえず原告側は1986年7月に、判決を不

服として最高裁に上告した。

　1986年10月7日、最高裁は全国統一民事訴訟と福岡カネミ民事訴訟が併合された上告審の口頭弁論を開いた。最高裁は一般的に事実関係についての審理はしない。あくまでもその前に出された高裁判断に法的誤りがあるのかないのか、を審理する。つまり1審（地裁）、控訴審（高裁）のように何回も口頭弁論を開かない。だから最高裁で審理がどのように進められているのか外からは判断できない。最高裁が口頭弁論を開く時は、高裁判決を変更するか、あるいは特別な論点を加える必要がある、といった場合に限られる。

　すでに全面勝訴判決が出ていた全国統一民事訴訟第1陣控訴審判決（1984年3月16日）も含めた上告審の口頭弁論を最高裁が開いたことで、「原告側勝訴が続いた裁判判決を最高裁が変更を加える可能性が強まった」と原告（被害者）側は判断した。実際、最高裁小法廷の裁判長も原告側とカネカ双方に和解工作を始めた。そして原告側とカネカは最高裁の和解工作に応じ「カネカに事件の法的責任がないことを認める代わりに、すでにカネカが支払った原告への仮払金（1人300万円）の返還強制手続き履行は行わない」ことで合意した。

　しかし国（農水省）は和解に一切応じない姿勢に終始した。最高裁はそのため「最高裁が判決までいけば、国の責任を否定する内容とならざるをえないこと」を原告側に示唆した。判決を回避するには、原告側が国への請求を放棄することを意味する「訴訟取り下げ」しかない、ということだ。すでにカネカとは別に国は、全国統一民事訴訟第1陣控訴審判決（1984年3月16日）と同第3陣1審判決（1985年2月13日）の二つの判決で行政責任を問われ、約27億円を原告829人（1人当たり約300万円）に仮払金として支払っている。国が和解に応じない以上、最高裁判決が出ればこの仮払金の強制返還が迫られることは明らかだ。このためやむなく、原告側は1987年3月から9月にかけてすべての民事訴訟の取り下げを行った（全国統一民事訴訟第2陣の原告3名のみ拒否したが、その後その3人の原告も1989年3月に訴訟を取り下げた）。

5　「解決したはず」の仮払金返還問題の苦しみ

■国は強制取り立てはしない、と踏んだ弁護団の判断ミス

　カネミ油症訴訟の弁護団に所属するある弁護士は「請求の放棄と訴えの取り

下げの違い」についてこう解説している。「訴えの取り下げは、裁判の申立てを取り下げるだけですから、請求権そのものには変化は生じません。但し、取り下げが有効になるには相手の同意が必要です。請求の放棄は請求権そのものをなくすことですから、その後は法的権利はなくなります。相手の同意もいりません。いずれの場合も、訴訟は終了し判決は言い渡されませんので、仮に国が被害者から仮執行金を取り戻すためには、国が被害者に対して裁判を起こさなければなりません」と述べている。

　これは「最高裁が原告敗訴判決を出した」のでなく、「原告が訴訟を取り下げた」のだから「国の仮払金返還請求は何らの法的強制力をもつものではない」と当時の弁護士たちが判断していたことを示している。当時国から仮払金を受け取っていた被害者は、この弁護士たちの説明を信じ、仮払金返還問題は解決したものと受け止め、ほとんどの人が仮払金を治療費や生活費に充て使い果たしてしまっていた。

　しかし国の見解は違った。農水省九州農政局は「訴えが取り下げられた以上、仮払金は返還してもらわねばならない。仮払金は不当利得にあたる」として毎年1回、仮払金の返還を求める督促状を被害者や代理人としての弁護士に郵送した。しかし「督促状」は通り一遍なものであり、弁護団からも「請求に応じない」よう説明を受けていたので、仮払金を受けていた原告たちはやりすごした。金銭貸借は通常10年で時効となる。しかし国が仮払金の返還を求める根拠は「債権管理法」に基づいている。この法律は債務を債務者が返済しない限りその債務は子や孫やそのまたひ孫といった具合に、永久的に続く苛酷な「取り立て法」である。

■悲劇は訴訟取り下げ後10年経って来た

　「債権管理法」の苛酷さは、原告側が訴訟を取り下げてから10年経ち、このままだと「時効」が成立する直前の時期に姿を現した。

　1987年に訴訟取り下げが決まったが、それから10年経ち民法上の時効を1年後に控えた1996年6月、それまで毎年1回定期便のように督促状を送ってきた国は、被害者の住む各地の裁判所に「仮払金の返還を求める調停」を申し立てた。弁護団の判断が誤りだったことが、この時点で誰の目にも明らかになった。

調停申立て文書が仮払金を受け取った本人やその子などに直接届いた。それまでは督促状が弁護士どまりで本人に届いていなかった人もいる。子供にはカネミ油症患者であることを隠していた人もいる。結婚相手に自分がカネミ油症患者であること隠していた人もいる。それにも増してほとんどの被害者は仮払金のほとんどを治療費や生活費で使い果たしていた。1人当たり300万円として4人家族なら一家で1200万円の大金になる。絶望して自殺した人、子供からなじられた人、結婚を解消された人、まさにあちこちで悲劇が展開された。
　ダイオキシンを食するという人類史上初めての仕打ちを受けた被害者は、健康を奪われただけでなく、国からの「仮払金返還」という重荷も背負わされたのである。なんの咎もなんの罪も被害者にはない。ただ食品として認められた「カネミライスオイル」を食したために、こんな理不尽な目に遭わされたのである。

6　カネミ油症被害者支援センターの取り組み

　カネミ油症被害者から「私たちは国からも世間からも棄てられた」と言われたことがある。カネミ油症事件は38年前に起こった事件だが、油症被害者は現在までずっと様々な症状に苦しめられ続けている。多くの日本人は「カネミ油症事件は終わったこと」と思っている。
　こうした状況を打ち破り、被害者を救済しようと、2002年6月22日、「カネミ油症被害者支援センター（YSC）」が結成された。
　カネミ油症支援センターの取り組みについては第2章に譲る。

第2章　カネミ油症被害者支援センター（YSC）の取り組み

1　前史

　カネミ油症被害者の救済を目指して、2002年6月29日、東京で「カネミ油症被害者支援センター」（YSC。以下、YSCと略記する）が設立された。第1章で述べたように、1968年に西日本一帯で発生した「カネミ油症事件」は、当初、カネミ倉庫㈱製造のライスオイル（米ぬか油）にPCB（ポリ塩化ビフェニール）が混入し、それを食したことによる食品公害事件と理解されていた。しかし、その後の研究でカネミ油症事件は、PCBが熱媒体として使用されている間に生成した、より強毒性のPCDF（ジベンゾフラン）も加わった「ダイオキシン・PCB複合汚染」による食品公害事件と判明した。

　YSCが設立されるまでは、ごみ焼却等で発生するダイオキシンの問題に取り組んでいた市民団体「止めよう！ダイオキシン汚染・関東ネットワーク」がカネミ油症問題に大きく関わってきた。その理由はカネミ油症の原因がダイオキシン類であり、ダイオキシン類の被害はこれから出てくる問題ではなく、すでに起こっている問題であることを知ったからに他ならない。YSCの前史である「止めよう！ダイオキシン汚染・関東ネットワーク」の取り組みとしては、1999年9月にベネチアで開かれた「第19回ダイオキシン国際会議」に矢野忠義・トヨコ夫妻と共に参加したこと、2000年の3月と8月に2回にわたって長崎県五島で原田正純医師らと自主検診調査をしたこと、『今、なぜカネミ油症か』（2000年6月発行）を発行したこと、支援集会・学習講座の開催、などがあった。こうした活動を経て、YSCの設立へと引き継がれた。

2　YSCが取り組んできたこと

　YSCの取り組みは、設立時に決めた以下の10の方針に基づいて展開された。
1　カネミ油症事件の全面的な解決に向けた取り組みを行う。
2　カネミ油症被害の全体像を明らかにし、恒久医療救済に向けた取り組みを行う。
3　診断基準の見直しと検診体制の拡充を求める。
4　認定患者の追跡調査の実施と、未認定患者の掘り起こしを求める。

5　自主検診調査団による検診相談活動に取り組む。
6　油症研究班との情報交換を行う。
7　油症被害者に関する情報収集および海外への情報提供、国際交流に努める。
8　油症被害者の全面救済に向けた厚生労働省との交渉を行う。
9　農水省による油症被害者の仮払金返還請求の打ち切りを求める。
10　油症被害者支援のための基金（カネミ基金）を創設する。

　YSCの目的は、カネミ油症被害者の救済をどのように実現するか、にあるが、被害者救済をする上で、大きな課題が3つあった。第一が仮払金返還問題で、第二が認定問題、そして第三が医療制度の充実化と治療法の確立および生活支援制度の確立、である。

　しかし、1968年に起こったカネミ油症事件から三十数年経って行動を開始したYSCの前にあった現実は、「カネミ油症事件は過去のこと」「救済等はもう解決したのでは」という社会の一般的認識だった。したがって、YSCとしては、まずカネミ油症事件はどういうもので、被害者の実態はどういうもので、解決すべき課題は何なのか、を明らかにし、社会に訴えていくことがなにより重要であると考えた。

　設立以来、YSCが取り組んできたことは、
① 国の責任を明らかにするための厚生労働省・農林水産省等、関係省庁との交渉。
② 長崎県五島・福岡県・広島県等、各地の被害者との交流、被害実態の調査活動及びYSCと協力関係にある医師たちの自主検診調査への協力支援。
③ 認定制度の改善や治療方法改善に向けた油症研究班への働きかけ、検診会場での被害者への直接的働きかけ、及びYSCと協力できる研究者・専門家との協力関係構築。
④ 女性被害者の健康被害実態調査、男性被害者実態調査、台湾油症被害者との比較調査、被害者の歯・骨の被害実態調査の実施とその報告集会開催。
⑤ 7000名以上の署名を背景に全国会議員・全会派へのロビー活動。

⑥ 様々な立場の被害者・原告・弁護士らとの協力・連携を図るための取り組み。
⑦ 日弁連人権擁護委員会に対する人権救済申し立て活動。
⑧ 北九州市のカネミ倉庫㈱本社への要望行動。
⑨ 水俣・森永事件等同じような問題を抱える被害者支援団体との共同集会開催といった連携活動。
⑩ 「油症ニュース」年4回発行、勉強会、YSC内部合宿など足元を強化する諸活動、その他。

短期間に上記のような様々な活動を精力的に展開した結果、マスメディアもカネミ油症問題を大きく取り上げるようになり、少しずつだがこの問題の社会的認知も進んできている。そして極めて不十分ではあるが、認定規準の見直しがなされ25名の新規認定が実現した（2006年1月段階）。

YSCがこの間取り組んできた歩みを、以下紹介する。

カネミ油症被害者支援センター（YSC）の歩み

[YSC前史]

1999年9月	イタリア・ベネチアで開催された「第19回ダイオキシン国際会議」に油症被害者の矢野トヨコ・忠義夫妻とともに参加し、カネミ油症問題についてアピール行う。
1999年12月5日	カネミ油症被害者支援東京集会を板橋区立産業文化会館で開催。76名参加。
2000年3月	第1回カネミ油症被害者自主検診・被害調査を長崎県五島で実施。
2000年6月	『今、なぜカネミ油症か』を出版。
2000年9月26日	農水省・厚生省と交渉。以後YSC設立までに計8回省庁交渉行う。
2001年12月	坂口厚生労働大臣が「油症原因物質はダイオキシ

	ン類」と国会で答弁。
2002年6月28日	油症被害者が坂口厚生労働大臣と初面談。

[YSC史]

2002年6月29日	カネミ油症被害者支援センター（YSC）設立。東京・池袋エポック10で設立集会開催。油症被害者6名が長崎県五島や福岡県から参加。原田正純熊本学園大学教授が基調講演。
2002年10月28日	第1回カネミ油症学習会（講師　小栗一太氏）。
2002年12月7日	第2回カネミ油症学習会（講師　明石昇二郎氏）。
2002年12月19日	厚生労働省交渉。
2003年1月18日	第3回カネミ油症学習会（講師　増田義人氏）。
2003年2月11日	カネミ油症女性被害者健康調査中間報告会。池袋・エコ豊島で60名参加。
2003年3月15日	第4回カネミ油症学習会（講師　長山淳哉氏）。
2003年3月27日	広島地区被害者との交流会（広島市鯉城会館）。
2003年6月5日	農水省交渉。
2003年6月6日	環境省・厚生労働省と交渉。
2003年6月21日	YSC第2回総会（大塚・環境市民ひろば）。
2003年11月29日	『ノーモア！YUSHO（油症）35周年宣言集会』。文京区民センターで110名参加。立場を超えた被害者たちの参加。また全国油症治療研究班班長・行政担当者・研究者等が一同に会す画期的な集会となった。
2004年2月8日	台湾で台湾油症被害者と交流。。
2004年3月5日	環境省・厚生労働省と交渉。
2004年3月13日	東京・奥多摩御嶽の三楽荘で運営委員会合宿。
2004年4月3～5日	第2回自主検診・被害調査を長崎県五島で実施。
2004年4月6日	日弁連人権擁護委員会に「人権救済申立（第1次147人）」を行う。
2004年4月24日	第5回学習会（講師　原田正純氏）。

2004年8月22～23日	第3回自主検診・被害調査を長崎県五島で実施。
2004年9月19日	YSC第3回総会（亀戸・Zビル）。
2004年10月22日	九州弁護士連合会人権擁護委員会に「人権救済申立（第2次72人）」を行う。
2004年12月9日	農水省・厚労省と交渉。午後、憲政記念館で「これでいいのか！油症認定制度と仮払金問題」（カネミ油症と人権を考える）集会を開催。
2005年1月23日	YSC運営委員会合宿開催。
2005年2月10日	日弁連人権擁護委員会に「人権救済申立（第3次42名）」を行う。
2005年2月11日	水俣問題・森永砒素ミルク事件の支援団体と共催で「認定問題シンポジウム」を水道橋の全水道会館で開催。
2004年2月9日	全国会議員722名の国会議員会館事務所を直接訪問し、「カネミ油症被害者救済に対する要望書」を渡した。こうした国会ロビー活動をYSCは何度も取り組んでいる。
2005年3月16日	北九州市のカネミ倉庫（株）本社で、新認定患者5名とともに要請書提出と損害賠償交渉を行った。加害企業のカネミ倉庫への直接行動として重要な取り組みとなった。
2005年3月17日	福岡県北九州市の被害者訪問。
2005年4月3日	統一原告団が日弁連人権擁護委員会に「人権救済申立（第4次）」を行う。
2005年5月13日	統一原告団が日弁連人権擁護委員会に「人権救済申立（第5次139名）」を行う。
2005年5月28日	「カネミ油症2世・3世被害者健康実態調査報告会」を池袋・豊島区勤労福祉会館で開催。
2005年6月9日	北関東ブロック被害者懇親会を東京の弁護士会館で開催。
2005年6月27日	日弁連人権擁護委員会に「人権救済申立（第6次29

	名）」を行う。
2005年6月30日〜7月1日	日弁連人権擁護委員会が長崎県五島市福江島玉之浦町で現地ヒアリング調査。
2005年7月2〜3日	日弁連人権擁護委員会が福岡市で現地ヒアリング調査。
2005年7月9日	YSC第4回総会（世田谷区・生活クラブ生協世田谷センター）。「被害者の骨と歯の健康調査報告会」兼ねる。
2005年8月4〜6日	第3回自主検診・被害調査を福岡市・五島市（玉之浦・奈留）で実施。
2005年9月8日	日弁連人権擁護委員会に「YSCの人権救済申立意見書」を提出。
2005年10月6日	広島検診会場で広島被害者と交流。
2005年10月8日	第4回自主検診・被害調査を長崎県五島市で実施。
2005年10月9日	長崎県五島市で「五島被害者の会」発足集会（PCB・ダイオキシンシンポジウムin五島）開催。180名が参加し、五島市長も「カネミ油症救済に乗り出す」、と発言した。
2005年11月20日	福岡県田川地区で被害者を囲んだ集会開催。
2006年1月29日	YSC運営委員会合宿開催。

YSC（カネミ油症被害者支援センター）運営委員メンバー

共同代表	石澤春美・大久保貞利・佐藤禮子
事務局長	藤原寿和
事務局次長	伊勢一郎
会計（暫定）	大久保貞利
運営委員	荒木秀子・小椋和子・金子サトシ 鎌田玲子・坂下栄・塩澤豊志 水野玲子・山岡央・吉川浩一郎 吉田千佳子・渡邉千鶴子

（2006年2月1日現在）

3　聞き取り調査から見えた被害者の病状

　前身の「止めよう！ダイオキシン汚染・関東ネットワーク」時代を含め、YSCは2000年から数回にわたり全国数カ所で被害者の聞き取り調査を実施してきた。カネミ油症事件発生以来38年が経過しているが、被害者は現在も全身に及ぶ様々な病気を患い、病苦の中で日々を過ごさざるをえない実態が聞き取り調査で明らかになった。
　発症時に診断基準となったクロルアクネ（塩素ニキビ）・眼脂（目やに）・頭痛・手足のしびれ、などは38年経った今でも更に悪化している例が少なくない。
　クロルアクネが、顔面・胸部・腹部・臀部・股部・陰部などの部位にいまだに膿が出る状態で発生し、苦しんでいる例もある。眼脂（多量）は軽減したが、その一方で角膜潰瘍・角膜移植・眼底の化膿・眼底出血、などを患い、弱視や失明に至った例や、あるいはマイボーム腺肥大で外出できなくなった例もある。
　頭痛・手足のしびれ、など神経系の病気に関しては、自律神経失調症・メニエール病・神経痛・目まい・不定愁訴・手指の痛み、などで長期入院したり、入退院を繰り返す人たちがいる。手足のしびれでは痛みが増し、けいれんが出ている例や、急激な目まいのため仕事先や外出先あるいは路上で倒れ、入院したり事故に遭った人もいる。
　内臓疾患では、肝臓・腎臓・心臓・胆のう・膵臓・肺・胃腸、などの病気が多く、発がんに至った例が数多くみられる。なかでも、肝臓の病気は特に多く、肝臓がん・胆石・胆管石・肝臓壁の化膿、など手術を繰り返す例が各地でみられた。
　婦人科系では、流産が多く、妊娠・出産異常・生理異常・子宮内膜症・無月経・早期閉経（20代）・子宮の早期老化・子宮がん・乳がん・卵巣がん・子宮頸がん、などがみうけられた。生理異常から卵巣がんになり20代前半で死亡した人がいることも耳にした。
　事件発生時から、各地で出生した油症新生児（いわゆる黒い赤ちゃん）は虚弱体質が特徴で、成長期にも発熱・気管支炎・心臓病・呼吸困難、などを併発

した。皮膚の色は成人になる過程で軽減したが、血液の病気・呼吸器系・腎臓・肝臓・眼病・耳鼻疾患、などの病気を患った。結婚した後、出産したらその子も黒い赤ちゃんだった例もある。

　骨の病気に関しては、骨折がしやすく、骨折した部分の骨が壊死したり、壊死のため手足や脚の切断をせざるを得なかったり、両脚切断後に死亡する、といった痛ましい例もある。また腰痛・関節痛・骨の変形などによる歩行困難者が各地で見うけられた。いずれにしても、全身の骨の痛み・激痛を伴う坐骨神経痛・膝関節痛・多発性関節リウマチ、などの訴えや、通院・鍼・灸、などいろいろ試みても治癒しないため苦しんでいる人がとても多いのが実状だ。骨折や骨の手術による長期入院や寝たきり状態、あるいは車椅子生活の人たちは聞き取りした各地でみられた。

　口腔内に関しては、歯茎の化膿による手術・永久歯の早期喪失・歯骨手術の幾度もの繰り返し・歯骨障害による歯芽への影響、が特徴的だ。

　生殖障害に関しては、精子減少・精巣減少症・性器未発達・無月経・子宮の早期老化・閉経の例を聞いた。そのような生殖障害を持つ人は同時に、発症時のクロルアクネ・眼脂・嘔吐・脱毛、などの症状が重く出、高熱が続くため入退院を繰り返すことが多かったそうだ。

　耳鼻科関連では、耳鳴り・内耳化膿後の難聴・鼻腔性黒色腫（がん）の手術・内耳の真珠性膿腫、などの例がみうけられた。真珠性膿腫は脳へ影響し20代で寝たきり状態になった例も存在する。

　泌尿器系では、尿管狭窄（尿管に脂肪が蓄積）・血尿・腎臓病・膀胱がん・前立腺がん、などが各地でみうけられた。

　また、高熱・全身の激痛・目まい・けいれん、などが年々悪化し、入退院を繰り返す人たちもいる。

　このように、多くの被害者はそれぞれ一人一人が数種類の病気を抱え、ある人は入退院を繰り返し、別の人は医師から「治療法不明」と宣告され治癒困難な状態に陥る、といったように不治の病に苦しみ、不安な生活を送っているのが偽らざる実状だ。また、脱力感や疲労感を訴える被害者たちは就職も難しく、生活そのものが困難な状態にある。それでも生きるために働かざるを得なく、職場での突然死・病死、などのため40代・50代の若さで死に至る例も数

多く聞いた。

　油症発生後、回復せずに死に至った乳幼児・学齢児・病に苦しみ失踪した父親・生殖障害に悩み自殺した青年などの例も忘れられない。カネミ油症が被害者に残した爪あとはあまりにも深く、残酷なものと言わざるを得ない。

4　カネミ油症と人権問題

■差別と生活苦

　カネミ油症被害者が最も多く発生した長崎県五島列島では、1968年3月から5月にかけて、地元の商店での販売や、車や船による訪問販売などで「カネミライスオイル」が一斉に、安く売り出された。食用油が不足していた島々では、人々が缶や瓶でこのカネミライスオイルを購入し、食した。また、カネミライスオイルは九州地区では、飲料や塗布にも適する「高級油」としても同時期に売り出された。

　カネミライスオイルを原因とする「奇病発生」が、新聞・テレビ等で報道されたのは同年10月であるが、離党の五島では報道を見逃した人も多く、事件を知らずにそのまま食し続けた。更に、クロルアクネや目脂などの「奇病」に襲われた時も、また黒い皮膚の新生児を出産した時も、当時は原因が理解できず、その後もカネミライスオイルを食したため被害者は増え続けた。

　事件発生直後に、保健所や行政機関を通じて、的確に情報が発信されていたならば被害は最小限に防げたはずだ。行政の怠慢により被害が広がり続けたことの責任は見逃せない。

　「奇病」といわれるクロルアクネや目脂、脱毛、嘔吐、歯の折れ、頭痛、腹痛、発熱、手足のしびれ、爪の黒変、など様々な病状がカネミライスオイルを食した人々に現れた。「毒入りの体」と言われ、患者宅を訪れる人も絶えたという。

　同じ食事をしたため、家族全員が発症した例が多く、そのため医療費がかさみ生活苦に陥った家族が続出した。働けない身体となったため、休職、失業、転職せざるを得ないからだ。生活苦から油症を抱えながらも過酷な労働を強いられたため、40代、50代で死ぬ男性が続出し、離婚、家庭崩壊に追いやられた者や、失踪者、自殺者まで出た。

健康そのものだった子供たちも、油症に罹りその重い症状から向学心や希望を失い、その後の進路に大きく悪影響した。疾病を繰り返しながら成人したが、健康体に戻らず進学をあきらめたり、就職にも影響し、同じ職場で長く働くことができず、転職、失業に追い込まれるケースが多くあった。日々の暮らしや結婚生活に支障をきたし、自殺に追い込まれた人も少なくない。

　胎盤や母乳、食事を通して、ダイオキシン・PCB汚染を受けた黒い皮膚の子供たちは、虚弱体質の上に「黒んぼ」「毒入り」と言われ、仲間はずれやいじめに会い、差別を受けて育った。そうした差別から登校拒否となった被害者も多く、進学、就職などその後の進路にも大きく影響した。学齢期に虚弱体質のまま死亡した子供たちの話を各地で聞いた。

　また、精巣減少症や無月経、早期閉経（20代）など、生殖障害を持つ被害者の心情は計り知れなく重い。そして、次世代への影響が憂慮される症状も各地で見受けられ、被害者は、生まれながらに障害を持つ子や孫を抱えて苦しんでいる。

　事件発生から38年後の現在、被害者は、全身に及ぶ様々な病気を併発している。がんの発症や歩行困難者も多くいる。

　上記の内容から「カネミ油症事件は、被害者の健康で幸福に生活する権利を奪っている」と言わざるを得ない。油症発症後に亡くなった幼い命や若者の死、あるいは油症が原因と見られる多くの死亡者の「生きられた権利」を奪った現実を見逃してはならない。また、生殖障害により、親となる権利も油症は奪っているのである。

　「PCDF（ダイオキシン類）・PCB複合汚染被害」としてのカネミ油症事件は、38年間にわたり、治癒困難、不治の病を患った被害者を放置した悲惨な事件であり、被害者に対する、果てしない人権侵害をもたらしている。

　「国から捨てられたと思った」と語る被害者の言葉は重く、健康な人間として生きる権利を奪った国と企業の責任は無限に大きい。

■未認定者の人権問題

　1968年の事件発生時、カネミライスオイルを食して被害を受け、届け出た約1万4000人のうち、「油症患者」として認定された被害者は被害届者の13％にすぎない。

同じ家族で、同じ食事をとり、身体部位は違えど症状が出ながら、「認定者」「未認定者」に別れる理不尽さを被害者は味わっている。事件発生時から今に至るまでクロルアクネ（塩素ニキビ）が治らず、油症によるその他様々な症状に苦しみながらいまだに未認定とされている被害者が多くいる。何度検診を受けても認定されないため諦めたり、寝たきりのため検診会場に行けない人も各地にいる。未認定のまま死亡したり、死亡後に骨が黒変していたことから、後になって認定された例もある。

　2004年9月、全国油症治療研究班は、PCDF（ジベンゾフラン＝ダイオキシン類）を認定基準として付加する「新認定基準」を決めた。そのため、多くの未認定者が認定され、国による総合的な「ダイオキシン被害対策」による救済が期待されたが、結果はわずか25名の認定に留まっている。

　新認定者への補償は、「カネミ倉庫からの見舞金（22万円）」と「今後の医療治療費」がカネミ倉庫から支払われるが、その内容はあくまでカネミ倉庫が規定する範囲に限定されるため、極めて不十分なものである。やっとつかんだ認定による補償はこれしかない。

　未認定者は各地に多くいる。病状は年を経るにつれ悪化している。被害者として認められない状況や心情を踏まえ、早期に認定することと、認定後に十分な補償をする体制を早急に築くことが被害者救済にとって緊急な課題である。

　こうした未認定者の放置と認定後のお粗末な補償は、人権侵害そのものである。

■仮払金返還請求という人権侵害

　第1章で述べたので、ここでは詳述しないが、仮払金返還請求は明らかに人権侵害である。

　仮払金の返還は債権管理法に基づき、支払われた本人だけでなく末代まで返還義務が及ぶ。しかし、本来ならば民事訴訟でも刑事訴訟でも敗訴が決定したカネミ倉庫が判決に沿って十分な補償を被害者にすべきなのに、カネミ倉庫が大企業でないため、補償内容の執行が留保されている現実がある。国はこうした状況を鑑み、なんらかの対策を考えるべきなのにその努力を放棄している。

被害者は毒入り米ぬか油を食し苦しめられ、こうした現行法規制度の不備から仮払金返還問題でも苦しめられている。なんの罪もない被害者をこれ以上追い込む事態を政治的にも社会的にも解決することがいま、もっとも求められている。

5 取り組みの中で見えてきたもの

一方、取り組みの展開の中で超えなければならない課題や問題点も見えてきた。

第1に、仮払金返還問題を巡る障害がある

油症被害者らが農水省（当時は農林省）を相手取って起こした訴訟の第2審で、農水省は「ダーク油事件」の責任を問われ一度敗訴した。そしてその敗訴判決に従って国から約800人の原告に約27億円（1人当たり平均300万円）の賠償金が仮払金として支払われた。だがその後、被害者らは最高裁で審理中の1987年に訴訟を取り下げたため、仮払金を国に返還しなければならない事態が生じた。仮払金を受けとった被害者には当時、弁護団から「自然に消える自然債務だから返さなくてもいい」等の説明がなされたのと、国側も単に返還請求書を仮払金支払者に通知するだけで強硬な態度を見せなかったので、ほとんどの被害者は生活費や治療費としてその金を使い果たしていた。ところがこうして9年が経過し民法上の時効（10年）を1年後に控えた1996年になって突然、農水省は被害者や子（相続人）に「仮払金はこのままでは不当所得になる」として返還督促状を送付したのである。

被害者の実情を無視した仮払金返還問題だが、「債権管理法」の壁は厚く、またすでに返還した被害者もいるので不均衡にもなるため、カネミ油症事件だけ特別扱いで免除することは現行法では難しいことがわかった（たとえば、長良川河口堤訴訟でも仮払金返還問題が発生しており、カネミ油症だけ特別扱いはできない、という有力な意見が出ている）。

したがってこの問題は免除のための「特別立法」をつくるか、健康手当金あるいは治療研究協力金として別途支給し、実質的に仮払金免除の効果とすることが現実的な解決といえよう。

第2に、認定制度の改善問題がある

　油症被害は、汚染されたライスオイルを食したことによって発症した食中毒被害なので、本来であれば、食品衛生法によって、この汚染ライスオイルを食したすべての被害者が油症被害者と認定されなければならない。ところが、実際には、油症治療研究班という一民間機関によって、油症被害か否かの診断基準が作られ、そしてこの研究班と一部の行政機関によって、認定・非認定のふるい分け作業が行われてきた。そのために、同じ家族の中で同じように汚染ライスオイルを食したにもかかわらず、認定者と非認定者に分かれるという、極めて不合理で矛盾した結果を生み出してきた。また、油症被害は、決して汚染ライスオイルを食した第一世代の被害者だけでなく、母親の胎内にいて育ったいわゆる胎児性の油症被害者や二世、三世など継世代にわたって実は油症被害は引き継がれていることが判明している。このことは、これまで38年間、未認定のまま放置されてきた油症被害者の人権問題でもあり、新たな観点に立った上での救済対策が必要だ。

第3に、新認定者への補償内容の貧弱さの問題がある

　前項で25名の新認定者が実現したと書いたが、新認定者に加害企業であるカネミ倉庫㈱から支払われるのは「22万円の見舞金」と「不十分な内容の油症（医療）券」だけである。油症券が不十分という意味は、医療機関によってはその券が使えないし、またどんな病気にも対応できるわけではないからだ。一部地域を除いて、日本全国のほとんどの医療機関はカネミ油症について知識がないため油症券が通用しないという現実がある。やっと勝ち得た「認定」の補償内容がこの程度では、被害者の救済にはほど遠いと言わざるをえない。

第4に、油症治療研究班と厚生労働省の対応の問題である

　現在、油症治療研究班は厚生労働省から研究費をもらっている研究団体で他の民間研究団体と位置付けは変わらない、とされている。しかし年間約1億2000万円が研究費として支払われ、かつ今までの患者情報の蓄積や厚生省との関係からして「油症治療研究班は、他の民間研究団体と位置付けは変わらない」という説明は責任放棄にもつながり、納得できるものではない。油症治療

研究班と厚生労働省の双方が責任回避するためにできた「方便としての関係」と批判したくもなる。そうではなく、どうしたら被害者のための治療法が確立できるのか、どうしたら被害者が安心して治療が受けられる医療制度を構築できるのかという観点で、厚生労働省と油症治療研究班は対応すべきである。

第5に、被害者が高齢化している現状から国として被害者生活支援制度を早急に確立することの必要性がある
これは省庁間を超えた国全体の責任で対応すべき課題である。

第6に、救済運動統一が重要だ
被害者は過去に様々な経緯から統一的な行動が取りにくい現状になっているが、過去より今後の救済を第一に考えて、様々な原告・被害者・弁護団等が共に行動することがなによりも求められている。そのためにYSCの役割はますます重要であると自覚している。

第7に、カネミ倉庫とカネカの責任の問題である
カネミ倉庫の責任は言うまでもない。カネミ倉庫は加害企業として確定しており全面的に被害者の救済の責任があるが、一方で国から政府米優先備蓄保管のための倉庫業支援を受けながら、他方で被害者への治療支援額支払を渋るという不誠実な対応をしている。こうしたカネミ倉庫に対する責任追及を緩めてはならない。またPCB製造企業カネカは、旧認定者に支払った解決金を新認定者には支払わない方針でいる。しかし原因物質がPCBだけでなくPCDFも加わり、それに伴って認定規準の変更もなされた状況の変化からしても「旧認定者しか支払わないという条件になっている」という態度は改めさせねばならない。

6　カネミ油症問題解決のためのYSC提言

人類史上初めて、ダイオキシン類を直接食したことによるカネミ油症被害者の救済は、日本ばかりでなく、世界的観点からしても重要なテーマである。今後、世界的にダイオキシン類の被害が顕在化した時、治療法を確立する上で

カネミ油症被害者の治療過程で得る知見や経験は極めて重要なものとなろう。

それなのに、私たちは長い間、被害者たちの実状に無関心でいた。なんの罪も咎もなく、食品として認められていた「米ぬか油」を食したために彼らは被害にあった。しかも健康被害ばかりか、加害企業がカネミ倉庫という規模の小さい企業であったため、十分な補償がなされず放置されてきた。それに加えて、「仮払金返還」の問題まで抱え、被害者は長い間、絶望的な状況に追いこまれてきた。

こうした苛酷な状況を一刻も早く、救済することは私たちの責務と言っても過言ではない。以下、カネミ油症問題の解決のためのYSC提言を列挙する。

1 「カネミ油症被害者救済特別措置法（仮称）」の立法化を目指す

　カネミ油症被害者救済のため、「カネミ油症被害者救済特別措置法（仮称）」の立法化を目指す。そのための政府交渉、国会請願、国会ロビー活動等を行う。また、特別立法は、必ずしも総合対策に限定せず、実行可能な対策から着手することも視野に入れて取り組む。

2 仮払金返還問題を早期に解決すること

　仮払金返還問題は被害者の心と生活にとって大きな重石になっている。当面、債権管理法の弾力的解釈で免除できるケースは早急に国に免除措置をとらせるとともに、それができないケースに対応するため「特別立法」制定や健康手当金・治療研究協力金等の支給で実質的に「免除」とさせる方策を早急に確立すること。

3 認定制度の抜本的見直しと、すべての油症被害者の救済を目指す

　そもそも食中毒被害である油症被害に診断基準を設けて認定・非認定のふるい分けを行ってきたこと自体に制度上の観点からも問題があるので、直ちにこの手続きを凍結すること。そして、認定会に代えて、「判定委員会」を設け、PCBが混入したライスオイルを食したか否かでまずは該当者の登録を行い、次に登録者に対する油症検診の実施により、ダイオキシン類・PCBによる症状が発症している者には油症手帳の交付及び油症手帳保持者に対する医療機関への継続通院の保証や治療の実施な

どを行えるようにすること。また、汚染ライスオイルを食した被害者から生まれた胎児性被害者及び二世、三世などの継世代被害者についても、登録の対象とすること。

また、検診等の被害者記録を永久保存し、今後に活かすこと。

4　被害者が安心して治療を受けることができる医療制度の確立

　どこの医療機関でも油症被害者は無料で医療が受けられるような制度を確立する。一つの方法としては原爆被害者に支給されているような「被害者手帳」を油症被害者に交付し、全国どこの医療機関でも通用させる。医療費の支払い責任は第一義的にはカネミ倉庫㈱で、カネミ倉庫㈱の支払い能力を超えた分は国が支払う。

5　被害者の生活支援制度の確立

　被害者は高齢化しているし、健康障害を抱えているため仕事も制限され生活が困難になっている人が多い。また医療機関に出向くにしても体調はすぐれないし、交通費負担も大変な人も多い（離島の被害者はまさにそうだ）。そうした被害者の生活を支援するための「生活支援制度」を新たに確立することが求められる。

6　治療法確立のための抜本的研究体制づくり

　ダイオキシン・PCB複合汚染という人類史上例を見ない油症の治療法確立は簡単ではないことは言うまでもない。そのためセベソ・台湾・ベトナム等国際的な医療専門家・研究者を含めた抜本的な研究体制づくりが必要である。そのことは油症被害者の治療のみならず、人類全体のダイオキシン被害・環境ホルモン被害救済に資する。

7　国とカネカの責任明確化と予防原則の確立

　カネミ倉庫㈱の責任は司法で決着がついているが、PCBを製造したカネカ㈱の製造物責任、あるいは食品製造過程に熱媒体としてPCBを使用させていた国の責任（司法が決着しているのなら道義的責任と言ってもいいが）はついてまわる。特にカネミ倉庫㈱のような中小規模の企業が事件を

起こし、1企業では被害者救済が困難なケースをどのように救済していくかは重要な課題だ。また今後同じような被害を起こさせないためにも予防原則の確立が必須である。

8　市民団体（NGO）との協力関係構築

YSCはボランティア活動に根ざした市民団体だが、油症治療研究班では行えなかった被害者の被害実態状況把握、あるいは社会的アピールを実現してきた。国はこうした市民団体（NGO）との協力関係を構築すべきである。それは世界的潮流でもある。

第3章 弁護士から見た「カネミ油症事件」の問題点と解決の方向

保田 行雄

カネミ油症事件に対する人権救済申立書

2005年12月2日

日本弁護士連合会　人権擁護委員会　御中

申立人50名代理人　弁護士　保田　行雄

当事者の表示　別紙当事者目録記載の通り

第1　申立の趣旨

　1968年に発症が見られたカネミ油症（以下「油症」という）の被害者及びその家族らは、みずからには何の過失がないにもかかわらず、この三十数年間、汚染原因者のカネミ倉庫株式会社（以下「カネミ倉庫」という）及びPCB製造販売メーカーであるカネカ株式会社（以下「カネカ」という）からも、また、食中毒被害の防止と医療救済及び対策を講ずべき責任を有する国からも見放され、さらに、子供らの結婚や就職などへの差し障りを考えて、他人にも言えず、地域住民からも閉ざされた社会環境の中で、苦しみ、悩み、中には自殺者まで出しているという実態にある。

　裁判に訴え、一時は国に勝訴し、損害賠償金（仮払金）を得ながらも、最高裁で取下げざるを得なかったがために、時効寸前に国から「仮払金」の返還を求められ、病苦と仮払金の返還という二重の苦難に直面しながらも、今日に至るまで放置され、深刻な人権侵害の状態におかれているものである。

　よって、申立人らは、汚染原因者であるカネミ倉庫及びカネカに対して謝罪と相当の賠償及び支援措置を、また、国に対して油症治療法を早急に確立すること、国の責任で患者認定システムを確立し、「油症手帳」を交付して医療関連経費の負担をするなどの医療支援、及び「健康管理手当」などの生活支援措置を、立法を含めて、早急に確立し、油症被害者の人権を救済する施策をとるよう、勧告されることを求めて本申立に至ったものである。

第2　申立の理由

1　申立人らはカネミ倉庫が製造・販売した「カネミライスオイル」を摂食し、または、摂食した母親から生まれた子らであるが、いずれも、カネミライスオイルに含まれていたジベンゾフラン（PCDD）などのダイオキシン類及びPCBなどの有害化学物質中毒によって、治癒が困難な健康被害を引き起こされた者らである。

　　最新の知見によれば、主たる原因物質はダイオキシン類であり、その症状は生涯にわたり全身におよび、治療は極めて困難だとされている。

2　申立人らは、「油症研究班」の診断により、県などからカネミ油症患者と認定された者及び未認定の被害者である。認定患者は、カネミ倉庫から少額の「見舞金」や「油症手帳」の交付をうける外、訴訟により一定の和解金を取得した者もいる。

　　しかし、いずれも、国から、医療費・医療関連経費の給付をうけたり、健康管理手当の給付をうけるなどの医療・生活支援給付は、全くなされていない。これは、公害や薬害被害者等の救済措置に比較しても、また、特定疾患や難病患者の支援に比しても著しく不平等となっている。

　　尚、カネミの「油症手帳」は、「和解金」の支払を留保する代わりに医療費の一部や医療関連給付の一部を給付するものであるが、その内容は極めて不十分であり、また、申請する者としない者などその運用実態は著しく不均衡となっている。

3　申立人には、いわゆる未認定患者が存在するが、これら患者に対する救済措置は皆無である。これら患者は、国によるカネミ油症の認定基準の整備と国が責任をもった認定制度を早急に確立し、支援措置を行わなければ救済の途は全くないことになる。

4　国は、カネミ油症の原因物質が、従来いわれていたPCBではなく、ジベンゾフラン（PCDF）などのダイオキシン類であることが既に研究者から指摘されていたにもかかわらず、長くこれを放置し、ようやく平成16年9月に「油症研究班」による診断基準を改訂し、PCDFの血中濃度などを診断項目に追加した。しかし、油症は既に発生から三十数年を経過し

ており、患者の認定にあたっては、PCDFの血中濃度だけでは不正確になるおそれがあり、未知の病としてのダイオキシン類の中毒であるから、患者のカネミライスオイルの摂食経過、これまでの症状や現在の自覚症状など「全身病」として総合的に判断される必要があり、「認定制度」は患者救済の観点から、弾力的に運用される必要がある。

　また、油症治療の現状は、暗澹たるものであり、治療法と呼べるに値するものはないに等しく、被害者らは絶望している。これは、三十数年にわたり、治療体制の整備を怠ってきた国の責任が大きい。皮膚科だけでなく、他科を含め、国による総合的な診断と治療の体制確立が必要とされている。

5　申立人らのうち、国、カネミ倉庫、カネカを相手方として損害賠償請求訴訟を提起し、和解により一定額の和解金を受領した者もいるが、多数はカネミ倉庫との間で、治療費など、油症手帳の給付をうけることと引き換えに和解金の支払は凍結されている。また、未提訴認定患者は、ごく少額の見舞金に甘んじている状態であり、未認定患者に至っては給付は全くない。他方、訴訟提起者のうち、第2審で国に勝訴し、代理人弁護士の判断で、賠償金の仮執行をした者は、最高裁判所での訴の取下げにより「仮払金」の返還義務を負うことになり、新たな苦難に見舞われている。

　訴の取下げにともなう「仮払金」の処理については、国及び弁護団の態度は不明瞭であり、申立人ら被害者たちの中で正確な判断ができた者は誰もいなかった。そして、国が、取下げから10年の消滅時効が迫った時点で、突如仮払金返還の法的措置をとったことから、被害者らの間では混乱が生じ、支払を苦にして自殺したり、油症被害を隠して結婚していたことが判明して離婚や夫婦仲が悪化したりなど、様々な悲劇が引き起こされた。

　その後、仮払金の処理は、調停の成立により一応の「終息」をみたが、国に対する莫大な債務を負担した被害者らは、油症被害の医学的知見の進展や国への対策の要求など被害者としての当然の権利主張さえ、事実上封じられ、カネミ油症被害は社会的に忘れられてしまうこととなった。この仮払金問題について、法律の素人であった被害者らには、何ら責任

のないことであり、今日に至るまでの長期間にわたり、被害者をいわれなき負担と苦痛に追いやったことに対し、本件訴訟に関与した弁護士、裁判官らは猛省すべきであり、これをこのまま放置することは許されない。

6 本来、油症被害は食中毒被害であることから、その原因となった米ぬか油（カネミライスオイル）を摂取した者全員が食中毒と認定され、然るべき医療的処置などが施されなければならないにもかかわらず、この油症事件に対して国が講じてきた措置は、油症被害であるか否かの認定を、国の機関もしくは法的に設置された認定機関によってではなく、もっぱら九州大学を中心とする民間の任意の油症治療研究班に検診を行わせ、しかも、被害者をふるい落とすための作業として、評価し得ない「診断基準」を設けて認定手続を行ってきた。そのために、例えば、家族の中で同じように汚染された米ぬか油を食したにもかかわらず、認定される者とされない者を生み出すという、不合理な結果をもたらしている。

　昨年（2004年）9月、ようやく診断基準の改訂を行い、その柔軟な運用が期待されるが、いずれにしても、被害者らは高齢化しており、患者認定の手続を国が責任をもった機関に改組し、早急に広く救済の途を開くべきである。

7 これまで油症の原因とされてきたPCBの製造販売メーカーであるカネカに対しては、過去の裁判で油症被害を発生させた直接の原因企業ではないとの判断もあるが、同社のPCB製品中には、副生成物としてジベンゾフランなどのダイオキシン類が含まれていたことが後に判明したこと、また、熱媒体としての使用によって、ダイオキシン類が生成される事実につき、内外の学術上の最新情報をいち早く知り得る立場にあったことなどを総合的に考慮すれば、法的責任については議論の余地があるとしても、いわゆる製造物責任制度（PL法）の趣旨に照らし、今日的には、責任を負担すべきことは明白であり、その道義的責任において、被害者救済の一端を担うべきである。

8 全国油症治療研究班（班長 古江増隆 九州大学大学院教授）の「新 診断基準」（平成16年9月29日決定）による新患者の決定作業の結果、平成16年12月までに新たな患者として18名が認定された。しかし、新認定患者（昭

和62年6月の最高裁での和解以後の認定患者も同じ）は、カネミ倉庫から、見舞金22万円の給付をうける以外は、受療証（油症手帳）の交付のみで、損害賠償金の支払は一切うけていないのが実情であり、今回の新認定患者も同様である。

　これは、カネカが、新認定患者への和解金の給付をしない方針であること、カネミ倉庫が資力のないことを口実に賠償金の支払を拒んでいることによるが、和解時までの認定患者1800名余が、カネカから少なくとも金300万円の和解金の支払をうけていることに比して、著しく不平等となっている。とりわけ、三十数年を経て、ようやく認定されながら正当な賠償を全くうけられないことは著しく正義に反する事態である。

　また、ようやく原因物質をダイオキシンとする「診断基準」が作成されたが、発症からすでに三十数年を経て、ダイオキシンの血中濃度が今まで維持されるとは考え難いことから、今後の患者認定にあたっては、摂取歴や家族、症状などを総合的に考慮しなければ公正な認定とはいえなくなっている。今回の認定にあっても、多くの人が認定からもれていることは被害者救済の点からみて問題である。

第3　人権侵害の具体的内容

　申立人らの個別の内容については、別途申立人の陳述書に記した。ここでは、人権侵害の特徴的な内容について以下に記す。

1　油症であるとの認定を受けたくとも、検診会場まで本人が出向かなければならず、検診会場から遠隔地に居住している申立人や寝たきりのために出歩けない申立人らは受診の機会を剥奪されてきた。
2　認定被害者にしても、医療費の大半はカネミ倉庫に請求して支払を受けられるが、一部は健保財政から立替支給のため、市町村役場の健保財政を圧迫することで、その原因が油症被害者らにあるかの如く流布され、肩身の狭い思いをさせられてきた。
3　女性被害者の場合には、生殖系の疾病の相談や検診を受けるに際して、女性医師が極めて不足しているために、男性医者にはかかりにくいとい

った制約をうけ、均等な受診の機会を剥奪されてきた。
4　医療機関や医師に対して、油症被害の実状を詳細に申し立てようとしても、油症被害の症状のうちの典型的な皮膚疾患などの特定疾病のみしか聞き入れてもらえず、そのために病状の進行状況を把握するために継続的に受診を受ける機会を逸失せざるを得ないという事情が存在する。
5　仮払金の返還については、最高裁での取下げの際に、弁護団から債権の返還の手続について適切な指示がなされていれば、少なくとも、国からの返還請求に対して速やかな対応ができ得たにもかかわらず、弁護士によっては、債権の「自然債務説」が唱えられるなど、適切な指示すらなされなかった。国としても、解決策を講じず、単に返還請求書を通知して時効を待つ方針としていた。これらの無責任な態度が混乱に拍車をかけたのであり、責任はあえて国と弁護団とにあると言わざるを得ない。
6　カネカが、和解後の新認定患者に給付を一切行わないとすることは、PCBの製造・供給者であること、また、これまで1800名余には給付を行っていることからみても著しく不平等であり、また、カネミ倉庫が22万円の見舞金のみの支払で賠償措置を講じないことは、全く理由のないことであり、国はこれを放置すべきではない。

第4　必要な措置

1　カネミ倉庫に対しては、あらためて、申立人らをはじめ全ての油症被害者に対して誠意をもって謝罪すること、医療及び生活上の支援措置を講ずるべきであること、また、未訴訟の被害者ら及び新規認定患者には相当の賠償措置を講ずるよう、勧告すべきである。
2　カネカに対しては、PCB製品の製造販売メーカーとしての社会的責任から、申立人らをはじめとする全ての油症被害者に対して、治療法の開発や被害者の生活支援などの支援事業を行うよう、また、新認定患者につき、他の患者と同等の給付をなすよう勧告すべきである。
3　国に対しては、これまで油症の原因究明とその治療対策等を怠ってきたことの不作為責任を認め、申立人ら全ての油症被害者に誠意をもって謝罪するとともに、国みずからの責任で行う患者認定手続を確立し、ま

た、診断基準を柔軟に運用して、被害者救済に途を開くとともに、全ての被害者に対し、医療及び医療関連給付や健康管理手当の支給等の救済措置を早急に確立すること、また、仮払金については被害者の生活の実情をふまえ、免除などの措置を執ること、また、カネカ及びカネミ倉庫に対し、新認定患者に相当の賠償措置をとるよう勧告すべきである。

第5　日弁連の責務と日弁連への期待

　被害者の救済問題、汚染原因者及び汚染物質を製造したメーカーの責任問題など、カネミ油症事件がすべての被害者にとって納得のいく形での解決を未だみていない大きな理由として、「仮払金問題」の混乱、すなわち、当時の油症裁判の提訴から最終取下げに至るまでに関わってきた弁護士や裁判官など法曹関係者の責に帰すべき事情が存在することは厳然たる事実である。また、カネミ油症の原因に関する知見の進展や被害の深刻さの判明、また、昨今における公害や薬害などの被害者救済の進展などの動向は、法律専門家として、このままカネミ油症の被害を黙過することは著しく人権と社会的正義に反する。

　ハンセン病がそうであったように、油症事件に対しても、あらためて日本弁護士連合会が法律専門家の集団としてのイニシアティブをとり、油症事件の全面的解決に向けての努力と奮闘を期待するものである。

第6　補　足

▍1　カネミ油症事件とは

　カネミ油症事件とは、1968年、西日本を中心としてカネミ倉庫が製造販売した米ぬか油（カネミライスオイル）を摂取した人たちに生じた食中毒事件で、原因物質は当初、製造施設で反応缶の熱媒体として使用されたPCB油が米ぬか油に混入したためとされていた。

　その後、九州大学を中心として設立された油症治療研究班の原因究明の調査の結果、主たる原因物質は、PCBの加熱工程で生成したジベンゾフランなどのダイオキシン類であることが判明した。この油症による被害者は、当初保健所に1万4000人近くの届出がなされたが、その後の油症治療研究班による診

断によって、この届出者の内、油症として認定された被害者はわずか1867人にしか過ぎない。

　被害者らは、汚染原因者であるカネミ倉庫と、PCBの製造メーカーであるカネカ（当時の社名は鐘淵化学工業）、そして被害の拡大を防止できなかった国の責任と損害賠償を求めて裁判を数次にわたって提起し、下級審では国の責任を認めて約27億円の損害賠償金の支払いがなされたが、国が上告し、1987年3月26日、原告・被害者が国に対する訴えを取下げたことによって、同年10月21日までにすべての訴訟は終結をみた。しかし、その後、国から約27億円の仮払金の返還を求める調停が行われ、被害者は生活を切り詰めるなどして返済し続けている状態である。

■2　カネミ油症患者の人権侵害の現状

(1)　多様な症状

　油症被害が実に多様な疾病を伴うものであるかは、ある油症被害者の診断書に書かれた以下の病名をみればわかる。

　胃ガン、慢性膵炎、結膜憩室炎、慢性胃炎、C型肝炎、腸閉塞、肝障害、胃炎、胃潰瘍、肝機能障害、肝硬変、肝腫瘍、脂肪肝、肝血管腫、肝内結石、肝ガン様、慢性腎炎、腎炎、腎不全、膵炎、胆石症、消化管出血、胆石発作、くも膜下出血、高血圧症、脳梗塞、低血圧症、不整脈、慢性心不全、虚血性心疾患、狭心症、吹出物（全身的）、手の湿疹、腎部発赤症、カンジタ性膣炎、皮膚疾患（湿疹）、泊癬（湿疹）、緑内障症、白内障症、結膜炎、慢性結膜炎、眼視力低下・カスミ、中耳炎、指療疽、眩暈、仙骨部奇形種、末梢神経症、偏頭痛、自律神経失調症、甲状腺腫瘍、アフター性口腔内炎、糖尿病、泌尿器系疾患、慢性前立腺炎、膀胱炎、前立腺肥大、尿路感染症、尿管結石、歯科治療、口腔内歯痛、抜歯・入れ歯・義歯、髪の抜け毛、敗血症、胸部痛、気管支喘息、上気道炎、気管支炎、副鼻腔炎、慢性副鼻腔炎、頸椎捻挫、頸部リンパ節炎、頸椎症、脊椎過敏症、腰痛症、椎間板ヘルニア、腰背部痛、変形性脊椎症、変形性膝関節症、左手硬筋症、関節リュウマチ、足の冷え、手足のシビレ、疲労感、体力減退感

(2)　世代を超えた汚染と苦しみ

　発症から30年以上経った今日でも、被害者の体内には通常人よりも数倍か

ら数十倍のPCBやPCDF等のダイオキシン類が残留し、汚染がいまだに継続していることが、油症研究班の調査によっても判明している。衝撃的なことは、油症被害者の母親からコーラーベイビーとも呼ばれたいわゆる「黒い赤ちゃん」が次々と生まれていることである。この「黒い赤ちゃん」は、胎児性だけでなく、被害者である母親の母乳で育てられた女の子からも発生し、その子らが結婚して生まれた子どもにも影響を与えていることが判明した。このことにより、「黒い赤ちゃん」を生んだ母親を苦しめただけでなく、その子にとっても成長の過程で「皮膚が黒い」というだけで、周囲からさまざまな迫害を受けることになった。この被害者たちの苦しみは、発症から30年以上経った今日でも決してなくなってはいないのである。

(3) 未認定問題

1968年、油症被害の発症が確認された年から今日まで被害者からの届出数は1万4000人とも1万5000人ともいわれているが、37年経った今日に至るも正確な届出数の把握はなされていない。それどころか、届出者名簿がどこに保管されているのかの実態把握すらも国ではなされていない。その届出された人数のうちで今日まで認定された被害者数はわずか1900人にも満たない数である。汚染されたライスオイルを家族全員で食べて発症が見られながら、認定されているのは家族の内の一部でしかない事例や、受診をしていないために認定されていない被害者が多数存在する。これまでの検診のやり方が被害者本人からの申し出と検診会場まで足を運ばなければ受診できないという実態にあり、それでなくとも被害の発症で身動き取れない被害者が多数存在し、とても遠距離を1日がかりで検診会場まで出かけていけない被害者が多数存在している。本来であれば、出向いていけない被害者に対しては、医療機関の方から被害者宅に出向いて訪問検診を行うべきところを、これまでの研究班や県の油症対策協議会あるいは保健所も一度たりともそれを行っていないために、未認定のまま放置されてきた被害者が多数存在するのが実態である。

また、検診を受けても、診断基準に合致しなければ認定してもらえないことと、医師によっては、PCB被害の特徴であるクロルアクネ等の皮膚湿疹が見られなければ、他の全身症状があったとしても、油症被害ではないと判定されたケースも存在するなど、医師の恣意的な判断で行われたケースもある。

(4) 仮払金問題と生活苦

油症被害者らが農水省を相手取って起こした訴訟の二審で、農水省は「ダーク油事件」の責任を問われて敗訴し、判決に従って賠償金約27億円を患者らに支払った。しかし、その後、被害者らは最高裁で審理中の1987年に国に対する訴えを取り下げたため、それから10年経った1997年になって、国は被害者らやその相続人らに対し、仮払金の返還を求めるという措置を執った。そのため、被害者らの中には返済できない人や離婚に追い込まれた夫婦、また、自殺者まで出ている。油症被害の苦しみのうえに、さらに二重の苦痛を背負わせられている。

(5)　社会的な差別や偏見

　これまで油症被害者は数々の社会的差別と周囲から偏見の目で見られたり、場合によっては家族同士の間でもいわれない差別と屈辱的な扱いを受けてきた。例えば、黒い赤ちゃんが生まれた女性の場合には、夫から黒人と関係してできた子ではないのかと疑われたり、周囲から噂をたてられるようなケースもあった。また、子供の結婚に支障が出ることを恐れて、子供にさえも秘密にせざるを得ないといった家族も多く生じた。そのことを冷酷にも仮払金の返還請求書を国から受け取った子供の場合で、はじめて自分が油症被害者から生まれた子どもであることを知って、離婚になったり、前途を悲観して自殺した青年もあった。

■3　カネミ油症患者に対する国の対策の現状

(1)　実態調査とその問題点

　これまで35年近く、油症治療研究班によるすべての被害者に対する実態調査は一度も行われたことがない。一応は治療と対策の研究を目的に特定の被害者集団に対する研究調査や、認定のための追跡調査は細々と行われてきたが、それも年々受診被害者の数が減少の一途をたどるといった状況であった。

(2)　医療の問題点

　これまで油症治療研究班を中心に、極めて限られた医療機関の体制のもとでしか行われてこなかった。油症被害者が気軽にかかれる医療機関が極めて少なく、そもそも油症診断が適切にできる能力と技術を持った医者集団が極めて不足していた。そして、認定を行う医療機関や医師集団も、被害者の訴えに耳を傾けて被害の全体像を把握しようという意志や取組の誠意に欠けており、し

かも女性医師の数が今日に至るも極めて不足しているため、とくに女性被害者の場合には生殖系の被害の訴えはしづらい状況があったため、これまで多数の被害が切り落とされてきたか、あるいは無視されてきた。

　発症当時の貧困な医療体制は、35年以上経った今日も一向に改善されていない。

■4　総合的な救済制度の必要性

(1) 早急な実態調査を

　油症発症が確認された当時、保健所等に届出された被害者数は1万5000人に及ぶとされているが、その後検診や追跡調査が行われた実数はその1割強にしか満たない。潜在的には十数万人近く、汚染されたライスオイルを食した被害者が存在するとの説もあり、さらには胎児性及び2世、3世の被害者群についてもその実態調査の実施が必要である。

(2) 認定基準の見直しと認定制度の改善

　昨年9月29日、油症治療研究班は、23年ぶりに油症に関する最近の知見を基に「診断基準」を改訂した。

　新認定基準では、カネミ油症を最近の知見に基づきダイオキシン類の中毒ととらえ、診断基準にダイオキシン類のPCDFの血中濃度を加え、ダイオキシン中毒として「全身病」としてとらえ直す可能性を与えたものである。被害者らの今なお続く全身の不調、ガンの発病、婦人科疾患などの解明につながるものといえる。今後、PCDFの血中濃度だけでなく、患者の全身状態の疫学調査など被害の全容解明が期待される。

　また、認定制度の責任体制と法的位置づけが不明確であり、国が責任をもった制度として早急に制度を整備すべきである。

(3) 国際的な研究体制の充実

　ダイオキシン国際会議をはじめ、イタリアのセベソやベトナム戦争による枯葉剤被害者及び台湾油症問題など、今日、PCB及びダイオキシン類によって引き起こされた人体被害の全面的解決に向けて、関係各国の政府機関をはじめあらゆる専門機関及び専門家集団による国際的な研究体制の構築と充実が必要とされている。その先陣的役割を日本国政府及び公的・私的を問わず、日本の研究機関等に期待するものである。

(4) 健康管理手帳と健康管理手当などによる生活支援制度

　現在の油症被害者らに対する医療救済については、認定患者についてのみ、医療費の支給がカネミ倉庫からなされているに過ぎない。それも被害者から請求手続を取らなければ支給されないというのが実態である。今後は母子手帳のような国が責任をもった健康管理手帳を認定、未認定に関わりなく、油症被害の可能性のある汚染されたライスオイルを食した被害者全員に交付し、その手帳があれば、全国どこの医療機関であっても受診することができるようにすべきである。また、国の責任で、医療費及び医療関連給付を行ったり、生活支援の制度を設ける必要がある。

(5) 仮払金の猶予や免除制度の拡充

　現在、仮払金の手続は、債権管理法に基づいて、毎年国が被害者団体の代理人を通じて支払請求が被害者個人になされ、債務者の事情を考慮しながら、各債務者と国との間で、分割払いあるいは履行延期などの措置がとられている。調停成立後、10年を経過した後に、さらに、無資力かつ弁済する見込みがないと認められる被害者については、債権を免除できる旨の規定があるが、この規定がどのように運用されるかは未定である。

　そもそも、仮払金を被害者個人が返済しなければならないという状況に立ち至った背景には、被害者原告らの代理人たる弁護団の重大なる判断ミス（債権の自然債務説）があったこと、大半の被害者は収入の道を断たれて生活苦にあえいでいる状況に置かれていることを考えるならば、全員の仮払金の猶予や支払い能力のない当事者については直ちに免除されることが必要である。

　債権管理法の特例規定を設けるなど然るべき措置をとられるように強く望むものである。

以　上

第4章 医師から見たカネミ油症被害者の健康被害と克服への道

原田 正純

前文

　本意見書はカネミ油症患者の人権救済申立て手続きに関して、油症発生以来何が明らかになり、何が明らかでないか。何がなされてこなくてはならなかったか。あるいは何をしてはいけなかったかを主として医学の視点から整理して、まとめ直したものである。したがって、現在までに明らかになっていた周知の事実をまとめたものである。

　「ここまで分かっていながら、なぜ？」、という思いが医学的には強い。カネミ油症事件は切り捨て、無視の連続の歴史であり、棄民の歴史であり、巨大な人権無視の歴史である。このような人権侵害を看過することはできない。もし、このようなことが無視されるなら、それは成熟した民主的国家に値しないことを世界に示すことになる。

　このまとめは、2005年2月11日の「徹底討論！食品公害における認定制度の検証、水俣病、カネミ油症の認定基準の変更に向けて」という討論集会の1つの成果である。

　第1章はカネミ油症事件が単なる偶然でなく、歴史的な必然性があったこと、しかも、国家的政策の大量生産、大量消費の延長上にあったことを述べた。

　第2章はカネミ油症事件の経過を述べ、発生が阻止できなかったか、被害の拡大を最小限にくいとめられなかったかを検証し、その責任の所在を明らかにしようとした。

　第3章は油症の臨床症状を述べた。初期のころから油症は皮膚症状だけでなく、ほぼ全身性の症状であることが分かっていた。にもかかわらず、それが実際の対策や救済につながっていなかった。しかし、何よりもこの事件は人類が初めて経験した中毒事件であり、未知の部分が多いことを認識すべきであった。教科書のどこにも存在しないのだから、患者から学ぶという謙虚さが必要であった。しかし、その謙虚さの欠如のために、現実に存在するさまざまな症状や新しい事実が見過ごされてしまった。その意味では台湾油症のほうが多方面からの長期にわたる追跡がよく行われていると言える。

　個々の症状は全て非特異的なものであるが、その疾病の合併率（重積率）は

尋常ではない。そして、それが長期にわたる生活障害を引き起こしている。そればかりでなく、胎内ばく露者（二世代）やその子（三世代）に対する影響も明らかになりつつある。さらに、女性、男性を問わず生殖に関連する機能の障害は深刻な様相を呈しつつある。いずれにしても未だカネミ油症の全貌は明らかになっていない。

　第4章はカネミ油症の診断の経過とその問題点を明らかにした。

　第5章はカネミ油症事件における責任の所在を発生、被害拡大、実態把握と救済の面からカネミ倉庫、鐘化、行政の責任を考察した。行政は法的な責任の問題は別として無為無策であることは許されない。その存在理由が問われている。

　第6章ではカネミ油症が史上まれにみる人権侵害事件であることを述べ、最後に第7章に提言としてまとめた。

はじめに、なぜ、今、油症か

　専門が神経精神医学である私にはPCB中毒といわれたカネミ油症事件は最初、あまり関心がなかった。しかも、主な症状は皮膚症状と聞いていたから専門外のことだと思っていた。しかし、カネミ油症でPCBが胎盤を通過して胎児に影響を与えるという報告を聞いた時に俄然関心が高まった。それは、私が1960年以来、胎児性水俣病の調査をしており、従来、胎盤は毒物を通さないというのが定説になっており、それがなぜメチル水銀は通過して胎児に重大な影響を与えたか疑問に思っていたからである。

　それで、初めてカネミ油症の患者の調査をしたのは1974年夏、久留米大学医学部小児科山下文雄教授、公衆衛生高松誠教授らと長崎県五島の玉之浦町で幼児・学童検診に参加した時であった。それから、7年後の1981年8月に再度経過調査に訪れた。1988年からはベトナムの枯葉剤影響調査に集中したのもその延長上にあった。

　それから最初、訪れたときから25年後の1999年に矢野忠義・トヨコさん夫婦に誘われて玉之浦を訪れた。そこで見聞きしたものはまさに「棄民・油症患者」であった。少なくとも水俣とは違って油症研究班が患者を継続的に追跡していると思っていたし、裁判も和解したと聞いていたから大変意外であった。そして己の無知を恥じた。それから、何回か実際に患者を診察させてもら

った。そんなに多数の患者を診なくとも、何人かの患者を詳細に診れば現状における問題点は分かる。人類が初めて経験した貴重な「負の遺産」である油症患者を大切にするどころか、まさに切捨て、無視、人権侵害の典型が続いていた。企業・行政の責任はもちろん、私を含めて医学者の責任もまた、重大であると考えられた。

　この状況を何とかしなくては成熟した民主的な国家とは決して言えない。しかも、人類初のこの経験を活かすことが現在、世界的規模でひろがっているダイオキシンの影響についても明らかにすることになる。

第1　厄介で便利なもの有機塩素系化合物質

▌1　有機化合物の合成

　19世紀にはさまざまな元素が発見され、さまざまな無機化合物が発見、分離され、合成されていった。同様に、動植物からもさまざまな有機化合物が発見され、分離され、合成された。しかし、長いこと無機化合物から有機化合物を合成することは出来なかった。したがって、有機化合物は生物の生体内でしか合成できないか、有機化合物からしか誘導できないものと信じられてきた。

　1828年2月、イギリス人のフリードリッヒ・ヴェーラーが尿素の合成に成功してから有機化合物の合成の歴史ははじまったという。一方、石炭からガスを作る際の厄介な廃棄物のコールタールからナフタリン、フェノール、アニリン、ベンゼン、トルエン、クレゾールなどの有機化合物が次々と分離され、その利用は各方面に及んだ[1]。さらに、有機化合物の合成技術は次第に自然界に全く存在しない有機化合物まで合成することに成功した。その有力な1つに有機塩素系化合物があった。それ以来、現代人は300万とも400万とも言われる人工（合成）化学物質に取り囲まれた生活になってしまった。

　これらの物質の開発によって人類はかって想像できないくらいの便利さを手にいれ、生活様式の変化をもたらした。カネミ油症事件、ごみ焼却のダイオキシン問題、環境ホルモン問題はその1つの帰着点であるとも言える。

▌2　有機塩素系化合物は毒ガスからはじまった

　古今東西の歴史を見るに、残念ながら戦争によって科学技術は進歩してき

表1：代表的な有機塩素系化合物（文献1）

プラスチック	塩化ビニール、塩化ピニリデン（サラン、包装ラップ類）
合成繊維	塩化ゴム
溶剤	パークレン、トリクレン、トリクロロエチレン、ベンゼン、クロロホルム、トルエン、四塩化炭素など、（クリーニング、金属洗浄）
工業材料	フレオン、PCB、PCT、塩化エチル、塩化パラフィン
医薬品	キノホルム、ヘキサクロロフェン、クロロマイセチン、ハロタン、クロロテトラサイクリン
農薬	DDT、BHC、PCP、DDVP、HCB、2-4-D、2-4-5-T、ディルドリン（除草・殺虫・殺菌・殺鼠剤）
毒ガス	ホスゲン、イペリットガス、CNガス、CSガス

たことは否定のしようがない。20世紀に入って間もなく、苛性ソーダの需要が急速に増加した。しかも、電解法の普及によって大量生産が可能となった。しかし、その際に大量に発生する塩素ガスが厄介でその処理に各国ともに苦慮していた。それを一挙に解決したのが第一次世界大戦であった。

1915年4月22日、第一次世界大戦最中、ベルギーのイーブルの野における欧州戦線でドイツが英仏連合軍に対して初めて塩素ガスを使用した（毒ガス戦の始まり）。これによって連合軍側は死者5000人、中毒者1万5000人を出し、敗走した。この時以後、各国は毒ガスの開発と生産競争に走った。皮肉なことに厄介な塩素ガスは有用なものとなり、各国ともその増産を競った。たとえば、欧米各国の塩素生産量はそれぞれ年間数百トンだったものが戦時下には20万トンに達したという[1]。そして、ドイツはその年の12月にホスゲン、翌年にはジホスゲン、1917年にはクロルピクリン、イペリットガス、ジフェニールクロルアルシンなどのより効果的な毒ガスを次々と開発した。連合軍側はやや遅れをとったが、青酸ガス（塩素系ではない）、クロルアセトンなどを開発した。しかし、毒ガスの使用は下手すると味方にも損害を与える可能性があったので、実戦上は余り効果的ではなかったようである。第二次世界大戦中にわが国の大久野島で極秘に製造されていたのはイペリットガス、ルイサイト、ジフェニールシアンアルシン、青酸ガス、ホスゲンなどであった[2]。

1918年11月、ドイツは連合軍に降伏して、第一次世界大戦は終焉した。当然のことながら増産した塩素ガスは再びその使用先を求めて開発競争に入る。

その結果、開発されたものが多種多様な有機塩素系化合物であった。初め溶剤や工業原料として、その後、農薬、医薬品として、さらにプラスチック、ビニールなどから合成樹脂、合成ゴムなどへとその種類は10万種をとっくに超えた（表1）。

　まさに人類はパンドラの箱を開けてしまったのではなかろうか[2]、天然にはほとんど有機塩素系化合物は存在しない。自然界にわずかに存在するカビ中の抗生物質も細菌を殺すという作用を持っているわけであるから有機塩素系化合物は基本的には生物の代謝を阻害するものである。農薬、医薬品もまたその細胞の代謝阻害作用を逆に利用しているわけだから、**もともと生物にはその生存を阻害するものであった**。PCBやダイオキシンのルーツは毒ガスであった。

3　こんな便利なものはない？ PCB

　PCB（ポリ塩化ビフェニール）は1881年に独の化学者によって合成されていたが、当初はあまり注目されていなかった。しかし、有機塩素系化合物の利用が注目される中でPCBも注目されて、1929年、米国のスワン社によって工業生産されることになり、その用途が拡大されていった。それは「夢の化合物」といわれたようにその性質は他の化合物の追従を許さない利便性の高いものであった。

　その性質の特徴は：①化学的にきわめて安定した物質であった。すなわち、熱によって分解せず耐熱性が大きく、不燃性であること。酸やアルカリにも強い。②金属をほとんど腐食しない。③腐敗しない（生物によって分解されない）。④水に不溶性であるが、油、有機溶剤にはよく溶け、プラスチックと混合できる。⑤蒸発しにくく、薄い膜化しやすい。⑥水より重く、水中でも油として使える。⑦絶縁性が高いなどであった。これらの特徴のうち不燃性、耐熱性、絶縁性がさまざまな用途として広く使われた（表2）。

　しかし、そのような性質は逆に考えるとこのような物質が体内に侵入したり、環境内に放出された場合ほとんど分解しないのであるから、いつまでも残留、蓄積することを意味する。完全な分解には1000度から1400度の高熱を必要とするわけだから**始末に困る厄介なもの**ということになる。

　便利さと言うのはある種、不自然さであると言える。例えば、食物は放置すれば腐敗する。それが不便なことであると考えると、腐敗しないよう防腐剤

表2　PCBの用途

区　　分			製品・用途
閉鎖系	絶縁油		ビル、変電所、地下鉄・新幹線などの車輌、地下設備、鉱山などのトランス、テレビのフライバックトランス
	トランス用		
	コンデンサー用		電力用・電気炉用・直流用・蓄電用コンデンサー、モーター、無線機、蛍光灯、水銀灯、洗濯機、冷蔵庫、電子レンジ、テレビ、ドライヤー、クーラー
	その他		電力遮断器、電力ケーブル、油入ブッシング
	熱媒体		各種工業加熱装置、冷却装置、船舶の燃料油予熱、ボイラー、パネルヒーター、乾燥機、熱風発生機
開放系	潤滑油		潤滑油（高温用、高圧用、水中用、ガスタービン用）、油圧機用オイル、真空ポンプ用、コンプレッサー油、切削油、極圧添加剤
	可塑剤	絶縁用	電線、ケーブル、絶縁テープ、電機用プラスチック
		難燃用	各種プラスチック、ゴム、繊維（建材、タイル、カーテンなど）
		その他	接着剤、ニス、ワックス、アスファルト、塗料（難燃、耐蝕、耐薬品、耐水、船舶・道路ライン表示用など）印刷インキ
	紙類		感圧紙、カーボン紙、サーモグラフ複写紙、ゼログラフ転写プロセス、グラスファイバー紙、防湿セロファン紙
	その他		毛織物・金属・コンクリートのコーティング、自動車・建築用シール剤、農薬助剤、陶器・ガラス器の彩色、化学砥石、埃立ち防止・集塵防湿、衣料防火・防水剤、顔料分散剤、ハンダ酸化防止剤、つや出し（マニキュアなど）、顕微鏡用オイル、石油添加剤、土壌改良剤、黒鉛電極

を使う。便利ではあるが腐敗しないということはきわめて不自然である。PCBが便利ともてはやされた裏にはこのような不自然さ、危険が存在していたのである。

　PCBは2つのベンゼン核に10個のXがあって1個から10個の塩素か水素が着く。塩素の数が同じでもつく場所によって違う働きをする別の化合物（異性体）となる。したがって、理論的には209種の異性体がある。それを総称してPCBと呼んでいる。

商品によってその主たる物質の塩素の数が異なる。たとえば、鐘淵化学が製造したカネクロール400と言うのは塩素が4個ついた（四塩化）PCBが主成分であった。しかし、それとて四塩化物が主といっても二塩化物や三塩化物なども多量に含まれている。そのように多様な集合体である上に、その生成過程が比較的簡単なために、さまざまな有機塩素系化合物が混入する。後になってカネクロール400にPCDFs（ポリ塩化ジベンゾフラン）、PCDDs（ポリ塩化ヂベンゾダイオキシン）、PCQ、Co-PCBなどが含まれていたことが明らかになったことがそれを示している。

　まず、PCBが生物や環境にどのような影響をあたえるかは未知の化学物質である上に、きわめて複雑な複合体であることから人体への影響を考える時に重要であり、動物実験や再現性を考える時にも必要なことであった。さらに、その処理や処分がいかに困難なものであるかをも示唆している。

■4　大量生産、大量消費のつけ

　このような利便性を企業が放っておくはずがなかった。アメリカのモンサント社、日本の鐘淵化学、三菱モンサント、ドイツのバイエル社、フランスのプロデレ社、イタリアのカファロ社、その他ソ連など当時の東欧諸国でも生産されていた。1953（昭和28）年のわが国の生産量は200トン、輸入が30トンであったものが、1959年には生産量が1260トンとなり、1968年には5130トンと5000トンに達した。1970年には世界中で約10万トンのPCBが生産されたという。そのうち日本は1万1000トン生産していてアメリカに次ぐ生産国であった。わが国では1970年の前半までに推計100万トン以上が生産されたとなっていた（通産省調べ）[3]。最も需要が大きかったのは絶縁油など電気関係で、国内総使用量の73.9％にあたる。次いでカネミ事件でみられたような熱媒体としてが18.8％で、他に感圧紙用など大量に使用されていた。油症事件のこともあって、1972年3月には三菱モンサント社が、8月には鐘化も製造を中止した。しかし、約40％が開放系で使用されたから環境汚染をおこした。しかも、分解しない厄介な化学物質であるために環境中で容易に分解せず残留性が高く、自然界はもちろん生物生態系に蓄積・濃縮されていって、それが今日も環境汚染問題となっているのである。

第2 カネミ油症事件の経過

■1 ダーク油事件；カネミ油症事件は予見できなかったのか

1968（昭和43）年2月20日ごろ、鹿児島県日置郡のブロイラー養鶏団地をはじめ九州、四国、中国など西日本各地で奇病が発生した。鶏が急に元気がなくなり、食欲がなくなり、産卵しなくなり、体に浮腫がきて、口を開けて呼吸困難がきて斃死した。その数は推定190万羽から210万羽といわれている[3]。

連絡を受けた鹿児島県畜産課は家畜保健衛生所九州支場に原因究明を依頼した。まず、死んだ鶏の解剖の結果、肝臓壊死、腎臓の尿細管拡張、腹水、胸水、心嚢水腫、浮腫、皮下浸潤、出血などの所見が明らかになり、ブロイラー大量斃死の原因は中毒であることが明らかになった。

3月14日県畜産課は農林省福岡肥飼料検査所に対して「原因は配合飼料にあると考えられる」と報告した。この配合飼料を製造したのは東急エビス産業の九州工場と林兼産業の下関工場の2社だけであった。

検査所の聞き取りでは東急エビス産業側は「奇病発生の原因となった配合飼料は2製品で、これらの2製品が他の製品と違うところは北九州小倉区東港町のカネミ倉庫の米ぬか油を製造する過程で副生するダーク油を材料に使っていたことである」と述べている[3]。さらに、このダーク油や飼料を鶏に直接与えると鶏は全く同じような症状を示した。すなわち、**3月の中旬には鶏奇病の原因はカネミ倉庫のダーク油であることは明らかになった**。検査所は3月15日、農林省畜産局流通飼料課に報告し、16日には2社に飼料の回収を命じた。3月18日には東急エビス中央研究所ではダーク油による動物実験を開始している。それによると、2月7日、14日に出荷したダーク油にのみ毒性があることが分かっている[4]。

3月22日、飼料課長ほか係員たちはカネミ倉庫の本社工場を立ち入り調査した。そして、カネミ倉庫の加藤三之輔社長に確かめたところ「ライスオイルは飲むことが出来ます。私も飲んでいますが、何の異常もありません。大丈夫です」と答えたという[3]。ダーク油を製造する工程や製品の出荷状況などについてはかなり詳しく事情聴取をしたらしいが、肝心の人が口にする米ぬか油については追及されなかった。実際、患者の中には健康や美容によいという宣伝に

よって、飲用していた者がいたのである。保健所から勧められたという者もいた。

5月には農林省家畜衛生試験場の小華和忠や勝屋茂美らはこれらの飼料をひな鶏に食べさせて同じ症状が発症することを確認している。後でわかったことだがダーク油には1300ppmのカネクロール400が含まれていた。

6月14日、問題の配合飼料とダーク油を使って農林省家畜衛生試験場で行った再現試験の結果が検査所に報告された。それによると「原因はダーク油の原料である油脂が変質したために起こった中毒である」というものであった。さらに詳しい原料の化学的分析（たとえば、ガスクロマトグラフによるなど）を行うべきであった。**一片の通知と警告だけで済ませないで、さらなる経過観察を注意深く続けるべきであった**。当時、アメリカでは同じような鶏の水腫病（chick edema disease）が多発し、'60年代には多くの報告がアメリカの畜産関係専門書に報告され、ある種の有機塩素系化合物が原因であることが推定されていたのである。すなわち、アメリカのCantrellらによって水腫病の原因はヘキサクロロベンゾ-P-ダイオキシンと同定されていたという。さらに、1956年にはハンブルグ大学の皮膚科研究グループがダイオキシン類は塩素痤瘡を作ることを明らかにしていた[5]。1967年にすでに、スウェーデンのJensenも環境中にPCBを発見していた[4]。すなわち、注意深く関係の専門家たちがその気になればいくつかの重要な情報はあったのだった。

この時、その鶏卵や汚染鶏を食べた者がどうなったかの調査もない。また死んだ鶏の80％前後が地中に埋められたとみられる[3]。それらは環境汚染を起こしてはいないのか、決して腐敗しない厄介な化学物質だから現在も残留しているはずである。

ダーク油の汚染が指摘された3月下旬から油症が発覚した10月までの約半年間に国、北九州、カネミは何らかの対策がとれたはずであったし、とるべきであった。しかし、何の対策もとられた形跡がない。

倉恒匡徳は「ダーク油事件は油症事件が報道される約8カ月も前に発生していたのである。鶏の病気は人に深刻な影響を与えるおそれがある。農林省が、この誰しも考える"おそれ"に配慮して、この事件を厚生省に連絡しておれば、油症の拡大もまた防げたことが考えられる」と書いている[5]。

■2　油症発覚；食品衛生法違反では？

　ダーク油事件の当時、西日本の各地で体に黒い吹き出物がでる患者が多発して各地の医療機関を訪れていた。汚染されたダーク油の出荷時期、ブロイラーの発病時期と問題のライスオイルの出荷時期、奇病の発症時期とは同じだった。1968年4月以来、ブロイラーの方は出荷停止によって発生が食い止められた。しかし、ライスオイルの方は人間に関することであったが、発症が発見されて、原因が分かるまでにさらに時間がかかった。その間、被害は拡大していった。とくに、被害拡大防止こそが行政の最大の責任であったにもかかわらず、その懈怠によって被害が拡大した。

　6月7日に九大皮膚科に3歳の女児が痤瘡様皮疹と診断され、8月には家族全員が同様の症状となって受診したが、食中毒事件として捉えていなかったか、少なくともそのような対応は見られていない。それは、皮膚科は食品衛生法の措置に慣れていなかったこともある。その後、九大にライスオイルを持ち込んだ者がいたが問題にされないので、10月3日、その米ぬか油を今度は大牟田保健所に届けた。そこで、やっと保健所は翌日、福岡県衛生部に集団的奇病の発生を連絡した。

　それ以前から、九大と福岡県衛生部は事前に察知していたと思われる。九大の五島應安医師は学会に発表するまで控えていたという。**これは食品衛生法の届出義務違反ではないか。**

　10月10日に朝日新聞で奇病発生が発表されると、翌11日、衛生部は九大病院に派遣、調査を開始した。新聞は11日にはダーク油との関連を報道する。一方、北九州市衛生局は11日にカネミ倉庫に立ち入り調査を実施し、サンプルを採取して九大に分析を依頼した。この日、カネミ倉庫に対して原因がはっきりするまで販売を中止するように勧告したが、会社側はそれを受け入れなかったために15日食品衛生法によって1カ月の営業停止を通知した。

　11月6日には九大皮膚科の五島應安氏が油症被害と鶏のダーク油による被害の原因が同じであることを実験的に証明し[6]、米ぬか油から、11月16日にはダーク油からPCBが検出された。

　新聞に連日報道されると、疑いをもった人々が次々と届け出て、30日には1万2270人に達した。九州大学医学部、同薬学部、県衛生部合同の「油症研究

カネミ油症　過去・現在・未来

班」が10月14日に結成され、19日には「油症患者診断基準」を決定した。まだ、原因が確定されていない時のもので、未知の疾患に対する診断基準であるからあくまで暫定的なものでなくてはならなかった。

■3　病因物質の追求

10月14日に久留米大学の山口誠哉教授はヒ素中毒説を発表した（後否定）。

10月18日、九大医学部に油症外来を開設して集団検診を始める。

10月19日に編成された油症研究班は班長、勝木司馬之助（内科、九大病院長）、副班長は樋口謙太郎（九大皮膚科教授）と下野修（福岡県衛生部長）からなり、部会として臨床部会（部会長樋口謙太郎）、分析専門部会（部会長塚元久雄九大薬学部部長）、疫学部会（部会長倉恒匡徳・公衆衛生学教授）を置いた。

10月22日、高知県衛生研究所が、27日には国立衛生試験所がカネミ倉庫の米ぬか油から、それぞれ有機塩素系化合物の検出に成功した。米ぬか油から初めて有機塩素系化合物が検出されたのであった。

11月4日には研究班の稲神農学部教授がカネミ油に含まれた有機塩素系化合物のガスクロマトグラフのパターンがカネクロール400（鐘化）のパターンと一致することを証明した。原因が油に含まれるPCBだとするとどこから混入したかが問題になった。

11月16日、篠原久（化学機械工学）教授を団長とする九大調査団がカネミ倉庫の製油部工場を立ち入り検査した結果、脱臭塔内を通っているステンレスパイプに3カ所のピンホールを発見して、そこからカネクロールの漏出が確認された（後にこれは訂正されるのだが）[5]。これによって、原因究明は終了したとされた。

しかし、1971年、アメリカのR.W.Risebrough博士の指摘によってカネクロール400にはPCBsの他にPCDFs、PCDDsなどが含まれていることが分かった。その結果、油症の臨床症状の主な原因はPCDFsによるものであるといわれている[5]。いずれにしても、**油症は単純な汚染の結果ではなく複合汚染によるもの**であった。したがって、その臨床像も複雑で前例のないものであることが推定できた。

第3　カネミ油症の臨床症状

■1　油症以前に分かっていた症状は職業病

　油症は人類が初めて経験した中毒事件であるから、どの教科書にもその症状の記載がないのは当然のことであった。ただ、有機塩素系化合物の製造過程で労働者の職業病としての記載はある。1889年に塩素製造工場の労働者に特異的な黒いにきびが出ることが分かっており、Herxheimerがクロルアクネ（塩素痤瘡）と呼ぶことを提唱していたという[8]。その後、1918年にはこれらは有機塩素化合物にばく露することによって発症することが明らかになっていた。PCBsについても製造開始（1929年）の2〜3年後には塩素痤瘡や消化器障害などの症状が認められ、3人の死亡者例も報告されている[4]。Werner Braunは1955年に「塩素痤瘡は塩素化された芳香族炭化水素による痤瘡様の皮膚の病変を言う」と定義している[8][9]。

　野村は1950年にTCP（三塩化フェノール）を生成作業していた労働者に塩素痤瘡が発生したことを見ており、1951年にはPCP（五塩化フェノール）工場では痤瘡だけでなく肝障害、胃潰瘍、十二指腸潰瘍、神経症状を見、死亡した例を報告している[8]。

　PCP製造工程でばく露された労働者は非ばく露労働者と比較して比較危険度が全がんで4.7、呼吸器がんが10.3、泌尿器がんが5.1、神経系疾患が2.6、虚血性心疾患が2.1、非ホジキン性リンパ腫が1.9、脳血管障害が1.9であったという調査結果が見られている。

　ドイツのGoldmannはTCPの反応工程で16年働いていた労働者のすべてに著明な痤瘡がみられ、その他にもさまざまな全身症状すなわち、肝障害、腎障害、呼吸器障害をみており、その原因はダイオキシンであるという結論を報告しているという。また、1970年にはPCBの毒性といわれていたものが微量に混入しているTCDFであるという報告もある。

　有機塩素系化合物に対する毒性はかなり早くから塩素痤瘡として知られていたが、同時に発がん性を含む全身性障害としてすでに知られていたのである[9]。

■2　初期の臨床症状（倉恒による）

多彩な自覚症状と臨床症状について倉恒は以下のように要約している[6]。

(i)　油症の多くの患者が様々な自覚症状を訴えるとともに、いくつかの特異な臨床症状を表わしていた。例えば、眼瞼浮腫だとか、マイボーム腺が肥大し大量のチーズ様物質を分泌するとか、アクネ（にきび）様皮疹とか、角膜輪部、眼瞼結膜、皮膚、爪、口唇、歯肉、口腔粘膜などの色素沈着である。時間の経過とともにこれらの症状は徐々によくなってきており、消失してしまった人もいるが、中には発病後30年経っても依然として認められる人もいる。

(ii)　皮膚病変を組織学的に検査してみると、毛嚢の著しい角化との嚢胞状拡大、上皮基底細胞のメラニンの著増が認められた。

(iii)　血清トリグリセリド濃度の上昇がかなり長い間患者の多くに認められた。コレステロールや燐脂質の濃度は正常であった。発病後20年も経つと血中PCBs濃度も血清トリグリセリド濃度も減少し正常値に近くなったが、それでも血中PCBs濃度と血清トリグリセリドの間に、弱いながらも有意な正の相関が認められた。

(iv)　中毒の初期の段階でアルカリホスファターゼの軽度の上昇が認められたほか、通常の肝機能検査でははっきりした異常はほとんど認められなかった。しかし、中毒後数年経過したころに検査してみると、血清ビリルビン濃度が有意に低下していることが分かった。また、1人の油症患者から得られた肝臓バイオプシー試料を電子顕微鏡で検査してみると、滑面小胞体の著しい増加と粗面小胞体の減少およびリポフスチン様顆粒と微小体の増加がみられた。これらのことから、油症患者では、肝臓の酵素誘導が起こっていると考えられた。

(v)　多くの患者が頑固な自覚的神経症状をかなり長い間訴えた。すなわち、四肢のジンジン感、頭痛および頭重感、関節痛、四肢の感覚低下等々である。しかし、小脳や脊髄、あるいは頭蓋内神経に関わる症状や所見は認められない。知覚神経の刺激伝導速度の低下が中毒初期の患者の一部に認められたが、運動神経の刺激伝導速度は正常範囲にあった。

(vi)　中毒2年後の検査では、患者の40％が慢性気管支炎様の症状（慢性に

持続する咳嗽（がいそう）と喀痰（かくたん））を有しており、気道感染の合併も高率にみられた。PCBsならびに含硫黄PCB代謝物が多くの患者の肺や喀痰の中に含まれていることが分かった。PCDFsが肺のクララ細胞に選択的に集積し影響を与えることも分かった。

(vii) 液性免疫も細胞性免疫もともに患者では損なわれていることが認められた。

(viii) 月経異常等、女性の性機能の異常が中毒初期の夫人の過半数に認められた。また、副腎系ステロイドの増加傾向、性ステロイドとLHの減少傾向が認められた。中毒後16年経って行われた検査では、甲状腺機能の亢進がみられ、28年後の検査では、抗サイログロブリン抗体の出現頻度が血中PCB高濃度群は低濃度群に比して有意に高いことが認められた。

(ix) 中毒した母親から皮膚の黒い乳児が生まれた。これらの乳児では、皮膚の落屑や、粘膜の暗褐色の色素沈着、結膜からの分泌増加、出産時に歯が萌出（ほうしゅつ）していることなどが認められた。しかし、痤瘡様皮疹は認められなかった。なお色素沈着は数カ月以内で消褪した。これらの乳児の多くはSGC（Small-For-GestationalL-Age）であった。また、油症の母親の母乳を飲んで油症になったと判断される乳児が1人認められた。

(x) 中毒した子供たちも大人と同じような臨床所見を示した。

(xi) 歯肉や頬粘膜の色素沈着はほとんどの患者に診られ、きわめて徐々に褪色していった。この所見は患者の15％において、発病後20年以上たっても依然として認められた。色素沈着の認められる粘膜は高濃度のPCBsを含んでいた。また、そのような粘膜を外科的に除去しても、1年以内に色素沈着が再現した。このことは、口腔粘膜の現在の色素沈着は、昔の色素沈着の残留物ではなく、粘膜やその他の組織に現在も残留しているPCBsやPCDFsやその他の関連化合物によって作り出された新しい色素沈着であることを物語っている。すなわち、残留しているこれら有害物質は徐々に低濃度になってきているが、依然として生体に有害作用を与え続けていることが分かるのである。色素沈着以外に、永久歯の萌出遅延、歯の数や歯根の形の異常なども観察された。

(xii) 患者は今なお、血液や組織中のPCQsやPCDFsの濃度が、正常人に比して著しく高い。また、患者とくに重症患者の、血液や組織中に残留す

るPCBsのガスクロマトグラフのパターンは正常人のそれとは明らかに異なっており、その特異性は長年にわたって殆ど変っていない。従ってこれらの事実は、油症の鑑別診断に用いられる。それ以外にもこの中にはいくつかの重要な点が指摘されている。これが初期の脳波異常（すなわち、中枢神経に及ぼす影響）、高血圧、肝臓がん、肺がん、細菌感染に対する抵抗力の低下などが確証がないとしながらも動物実験や一部のデータで示されていることである。さらに、妊娠中毒症の発生が異常に高いことや周産期死亡率125.0と言う異常な高率であること、7年目の死産の子に心室中隔欠損（先天異常）があり、体内から高濃度のPCBsが検出された事実などが報告されている。ほぼ40年の経過があったとはいえ、ここまで詳細に明らかにされたことは大きな功績といえる。

以上は2000年6月刊行の「**油症研究、30年の歩み**」（九州大学出版会）からの引用である[6]。引用が長くなったのはどの時点でどこまで明らかになっていたか検討するためであった。それから、敢えて問題点を指摘すれば、この「油症研究」は2000年の刊行であるが、その内容は臨床に関して言えば、ほとんど1970年から1980年台前半に発表されたもので新しい論文がきわめて少ない。したがって、引用した臨床的知見は遅くとも1990年までには九大油症班が明らかにしていた油症の知見であったことになる。実際には、皮膚症状にしてもこのよう改善されたものだけではないが、それにしても、**これだけの知見が明らかであったことを考えると、どうしてそれが実際の患者の救済に活かされなかったか疑問である**。そして、皮膚科を除くと臨床的研究が途中で中断している。さらに、対象になった患者が比較的少人数であったこと、初期に認定された患者に限られていたこと、主として外来患者であること、皮膚科と血液中の有機塩素系化合物の分析を除いて追跡が比較的短い期間であったことなどが指摘できる。また、量・反応関係（中毒の場合必要であるが）や発生のメカニズムに不明な点があることにこだわりすぎて、結論に異常に慎重である点が目立つ（結論は慎重であるべきではあるが）。しかし、もともと、摂取量も摂取期間もさまざまで、量・反応関係は成立し難い状況にあったのだから、量・反応関係にこだわる以上は結論がでるのは難しかったのである。長期の経過観察がなされなかったのは、油症は人類初の経験であると言う自覚が乏しかったのか、社会的・政治的紛争に巻き込まれることを怖れたことも考えられる。

■3　台湾油症

　1978年から79年にかけて台湾でも同じような油症事件がおこった。すなわち、米ぬか油がPCBs、PCDFに汚染され、それを食したためにおこった。1983年までの被害者は2022人となった。台湾の方が摂食した油の量は1日1kg～1.6kgと多いがPCDFの含有量が少なかったのでPCDFの摂取量はほぼ同じとされている[19]。

　台湾の報告によると妊婦に関しては、妊娠中毒症、死産が高率であった。また、生まれた子供も低体重で、発育遅滞が見られている。肌、唇、歯肉、爪の色素沈着、マイボーム腺の分泌過剰、眼瞼浮腫、皮膚の落屑、黒い鼻、爪の変形、さらに、免疫機能の低下、気管支炎・中耳炎、カルシウム代謝障害（骨折し易い）、末梢神経による感覚障害、認知障害、行動障害、発語・発生の遅れ、微細な行動の拙劣さ、感情的・不機嫌、不良行為、攻撃性など症状は全身に及んでいることがみられている[24][25][26][29][30][33]。

　肝障害がとくに肝硬変の死亡率が対照の約3倍、その発生率は約2倍。甲状腺障害、皮膚病、女性の貧血、関節炎、椎間板異常などが対照より高率に見られるという[16][27]。女性では死産、月経に関する異常がみられ、男性では精子の数減少や運動異常などが報告されている[16][31][32]。

　坂下は日本と台湾の被害者を比較して①排泄が悪く、数十年におよびガンをはじめ全身病として発症し続け、次世代にも影響していること、②不定愁訴、自律神経系障害が特徴的であること、③男女ともに生殖器に関わる疾病が顕著であること、すなわち女性では卵巣ガン、子宮ガン、子宮内膜症など、男性では前立腺ガン、前立腺肥大が多いこと、④女性に甲状腺異常が多発していること、など共通点があると報告している[19]。

　台湾油症はカネミ油症に比較して丹念にしかも、詳細に追跡されている。論文の数も最近に至るまで多数見られている。ばく露婦人の流産・死産の調査から、胎児期のばく露幼児を7年から22年も追跡して発育障害や運動機能、知的機能の発達遅滞、行動異常さらに、精子の異常、骨異常、気管支炎、中耳炎の多発なども認めている[24-33]。また、幼くばく露された男性の調査から歯牙、皮膚症状ばかりでなく、肝機能、甲状腺、関節炎、脊椎変化、貧血なども調査して一定の影響を認めている[27]。女性に関しても生理不順、流産、乳児死亡な

どにも対照と差があるとされている[28]。

　台湾油症のほうがはるかに多面的に追跡研究されており、きわめて多彩な影響をとらえている。したがって、参考にすべき点が多数あるにもかかわらず、台湾油症に学んでいない。台湾よりも10年前におこったわが国のカネミ油症事件で、なぜこのような調査ができなかったのか残念である。

■4　追跡調査（五島の患者たち）で分かったこと、生活の場で診る

　2000年から2004年にかけて、長崎県五島列島の玉之浦町、奈留町の油症患者61人（11人は九州在住）について、現地を訪れ検診と聞き取りを行った。自主医療班は神経内科、精神科、皮膚科、婦人科、疫学、保健師（院生）、看護師（院生）、社会福祉士からなる[23]。

　男性20人、女性41人。年齢は33歳から79歳。平均年齢は男性60.6歳、女性は64.8歳でいずれも高齢者が多い。

　すでに認定されている者が56人。未認定が5人。当然のことながら家族内発生率（認定率）は76.6％であった。

（i）　多彩な自覚症状

　頭痛、腰痛、四肢痛、関節痛などの痛みが圧倒的に多かった（68.5％）。めまい・立ちくらみがそれに次ぐ（54.2％）。さらに、しびれ感（26.2％）、腹痛・下痢（24.5％）、ほかに不眠、いらいら、動機、食欲不振、倦怠感などがみられた。

（ii）　残存する皮膚症状

　皮膚症状は軽快したという報告が多い。軽快はしているが、かなりしつこく残存している。現在でも痤瘡様の皮疹を指で圧迫すると白い粥状の分泌物がでる。一見、軽快したようであるが、見せ難い（とくに女性）腋下、鼠蹊部、陰部などの軟らかい部分に色素沈着や膿瘍、腫瘤がある。外見だけで確認できたものは色素沈着（爪、歯肉を含む）が75.5％、膿瘍・嚢胞（瘢痕も含む）が42.2％、痤瘡が35.5％、脂肪腫が22.2％にみられ、他に毛根拡大、白斑、眼脂、丘疹、湿疹化、乾皮症、浮腫などが確認された。

（iii）　油症は全身病（病気のデパート）

　われわれが聞き取り出来ただけでも複数の疾患をもち、数回の入院、手術を繰り返していることが分かる。患者全員の調査をしなくてもある程度の数の

患者を診ることによって全体像は把握できた。疾病の多さといい、入院回数の多さといい、とても尋常なものではない。

大きく分けて①皮膚系疾患、②腫瘍系疾患、③婦人科系疾患、④男性泌尿器生殖器系疾患、⑤内科系疾患、⑥骨・関節系疾患、⑦自律神経・神経系疾患、⑧精神症状にわけられる。1つ1つの疾患は非特異的な疾患であるがその頻度（疾病集積率）は異常に高く油症の症状と考えるべきである。

① 皮膚系疾患（痤瘡、色素沈着以外）：膿瘍21例（34.4％）、アレルギー性皮膚炎12例（19.6％）、脂肪腫11例、白斑7例、慢性湿疹3例、静脈炎・瘤3例、紫斑病3例、日光過敏症2例など。

② 腫瘍系疾患：甲状腺腫7例（ガンを含む2例は手術）、肺ガン5例（4例手術）、子宮筋腫（ガンも含む5例手術）、胃・大腸ポリープ4例（1例手術）、卵巣腫瘍4例（4例手術）、声帯ポリープ4例（2例手術）、前立腺腫3例（2例手術）、乳ガン2例（2例手術）、陰部ポリープ1例。

③ 婦人科系疾患：流産13回、子宮筋腫（ガン）・卵巣腫瘍摘出手術9例、乳がん手術2例、乳腺炎2例、月経困難症14例、子宮内膜炎3例など。

④ 男性泌尿器生殖器系疾患：前立腺肥大、前立腺ガン、無精子症各1例。

⑤ 内科系疾患：気管支炎・肺炎19例、心障害18例、肝障害15例、胆嚢炎・胆石8例（2例手術）、糖尿病10例、膵臓炎4例、腎障害・腎石8例、脳梗塞8例、メニエール病5例、貧血・多血症6例、高血圧21例、低血圧10例が主なものであった。

⑥ 骨・関節系疾患：腰痛、頸痛、四肢痛、関節痛が7割程度に見られ、中でも骨粗鬆症と診断を受けたものが6例あった。骨折も4例に見られた。リウマチ6例、骨変形6例、痛風2例など。

⑦ 自律神経・神経系疾患：めまい、立ちくらみ、頭痛、起立性低血圧など起立性調節障害のクライテリアを満たすと考えられるものが多く24例にみられた。すなわち、自律神経系の障害が著明である。めまいだけ、頭痛だけの例もある。顔面神経不全麻痺3例、半身の不全麻痺が5例、多発神経炎疑い（四肢の感覚障害、しびれ感、脱力など）5例みられたが神経症状は著明ではない。

⑧ 精神症状：抑うつ状態7例（いずれも入院または専門家の治療を受けた）、不眠、不安・イライラが多い。神経症と診断された者は4例だった。失神

発作が11例に見られた。

油症関連の疾患は全て非特異的疾患である。したがって、油症に関連があるかどうかは疫学的な調査が必要である。すなわち、疾患名と罹病率を油症群と対照群と比較して油症群に高いものを油症関連疾患とする。そのためには、そんなに多数例を対象にする必要はないのであるが、それすら行われていない。

(iv) 米国環境保護庁（EPA）が考える有機塩素系化学物質の健康影響

米国EPAはダイオキシンやダイオキシン類似化学物質による健康への影響について詳細な報告をしている[35]。

ダイオキシン被爆後の報告された神経精神症状としては、「頭痛、めまい、いらいら、不眠、神経質、非社交性、集中力低下、心配性、泣く発作（感情失禁）、無力感、易疲労、うつ状態、感情喪失、思考緩慢、知的作業の低下、神経性無食欲症（Anorexia）、インポテンツ、勃起不能、不随運動（ふるえ）、指先の繊細なふるえ、筋力低下、感覚障害、神経伝道速度の低下」があげられている。

ダイオキシンやダイオキシン類似化学物質による健康への影響としては、以下のものあげられている。

「がん；軟組織、結合組織、肺、肝臓、胃、非ホジキンリンパ腺。

男性生殖毒性；精子数の減少、睾丸萎縮、睾丸構造異常、性衝動減少、男性ホルモン異常（テストステロン、アンドロゲンの減少）、卵胞刺激ホルモン（FSH）および黄体形成ホルモン（LH）の増加、女性化。

女性生殖毒性；ホルモン変化、生殖能力（受胎率）の減少、妊娠継続力の低下（流産）、卵巣機能障害（性周期の抑制、月経異常、無排卵）、子宮内膜症。

胎児への影響；先天異常（口蓋裂、水腎症ネフローゼなど）、生殖系異常、精子数減少、性行動異常、女性生殖器の構造異常、生殖能力低下、思春期遅滞、神経症状、発達障害。

皮膚症状；塩素痤瘡、色素沈着、嚢胞、多毛症、光線角化症、パイロニー病、粗毛症。

代謝系とホルモン系の異常；ブドウ糖耐性変化、インシュリン値減少（糖尿病リスク増加）、脂質増加、コレステロール増加、トリグリセリド増加（心臓病リスク増加）、晩発性皮膚ポルフィリン症などポルフィリン代謝異常、体重減

少、消耗症候群、甲状腺ホルモン異常。

　神経系；いらいら、不安、認知障害、神経学的発達障害、痛覚鈍麻（末梢神経障害）。

　肝臓障害；GGT上昇、肝肥大、LDH、AST、D－グルカリック酸など上昇、肝硬変。

　免疫障害；胸腺萎縮、T-4細胞の増加、感染症にかかりやすい、がんのリスク増大。

　肺障害；肺炎、気管支炎、肺機能の低下。

　消化器系障害；食欲減退、吐き気。

　循環器系障害；血圧変動、心臓病リスク」

　すなわち、**EPAはほぼ全身に対する影響を視野に入れている**[35]。

(v)　生活障害；複合する影響（被害）

　身体的なさまざまな障害（症状）は日常生活にさまざまな影響を与えた。しかも、症状は単に外部から見えるものだけではない。その中でも、関節や四肢、腰部、背部などの痛み、めまいや頭痛などの頑固な自覚症状が40年近く持続し、体力もまた低下して通常の勤務に耐えられない。若い患者は「体力がないために希望した就職が出来なかった。そこで油症の偏見を恐れて内緒で結婚してしまった。子どもは作らなかった」。

　漁師の9人は立ちくらみ、乗り物酔い、めまい、頭痛などのために船を下りざるを得なかったと言い、生活保護を申請したら「どうもないのに働かないのか」と言われた者もいた[23]。もちろん、働けないために収入は減少する、医療費の支出が家計を圧迫する。医療費だけではなく交通費その他の経費も必要となる。日常生活機能の低下は職場、地域、家庭内における役割分担に変化をもたらし、家庭内においても、職場内、地域内においても阻害要因となり人間関係の悪化をもたらす。余暇や文化的・伝統的な行動に参加できなくなり、社会関係が悪化して孤立していく。もし、病気にならなかったら自由に使えたであろう時間・余暇が人生をより豊かに、楽しくしたに違いない。加えて、油症の場合は家族全員が同じものを食べ、汚染されている。したがって、程度の差はあれ全員が何かの症状を持っていることが多い。家中が病人であることから家庭は当然、暗く、焦燥感に満ちたものになる可能性がある。「家中が暗く、重苦しい雰囲気です」と言う者もいて、単に1人の病者の家庭と言うわけにはい

かない。

さらに、顔面の痤瘡が醜くて差別を受けたと告白した者もあった。結婚や就職でも油症を隠し、いつも不安におびえていたと訴えた者もいた。そして、婦人たちは胎児性油症の経験があるために自分以上に子や孫のことを心配している。

彼・彼女らは一体何を悪いことをしたのだろうか。全く何の落ち度もないのである。

各症状は日常の生活障害をおこし、経済的な圧迫を与え、家族関係を悪化させ、それがまたストレスとなり、症状を悪化させるように悪循環を形成して生活障害を重積している[23]。「何処にも相談できなかった」、「相談にのってくれる人がいなかった」、「病気のことさえ相談できなかった」、「訴えても、検査して何も異常が出ないので、ノイローゼにされて、本当にノイローゼになってしまった」と言う状況に置かれていたのである。

■5　小児性・胎児性油症および次々世代に及ぼす影響

(i)　第1回調査（原田による）

母親の胎盤は従来胎児を護るとされてきた。すなわち、毒物は胎盤を通過しないというのが定説であった。その定説が破られたのがメチル水銀による胎児性水俣病の発見であった（1962年）。その後、PCBなど有機塩素系化合物が胎盤を通過して胎児性油症（当時はPCB胎児症と呼ばれた）を発症させていた。肌の色が黒く（色素沈着）低体重、肝腫大、鬼歯などがみられ、「黒い赤ちゃん」とか「Cola Baby」などと呼ばれた。全国で100人以上といわれている。矢野氏の調査によると1968年から1973年に全国で76人（死産、新生児死亡を含まず）生まれたという。長崎県と福岡県が主であるが、長崎県五島（玉之浦町、奈留町）が30人を占めている[36]。それは、この地区はカトリック信者が多く、油症であっても中絶をしなかったからである[23]。

1974（昭和49）年の夏、そのような子どもが多発している五島（玉之浦町）の児童の調査を行った[12]。

調査の対象としたのは直接摂取した小児油症100例、母乳経由と思われたもの9例、胎生期に母親が摂取したもの5例、母親が摂取を止めた後に生まれたもの13例であった。

表3 小児カネミ油症の症状の経過

自覚症状	6年目（1974年）	13年目（1981年）
目やに（眼脂）が出る	47.3%	21.0%
化膿しやすい	42.1%	26.3%
咳・たん	31.5%	15.7%
風邪引きやすい	65.7%	50.0%
発熱がある	5.2%	5.2%
立ちくらみ・めまい	26.3%	57.8%
乗り物酔い	18.4%	39.4%
失神する	10.5%	23.6%
頭痛	26.3%	39.4%
腹痛	34.2%	39.4%
朝起き困難	10.5%	18.4%
食欲不振	18.4%	26.3%
顔面蒼白	18.4%	10.5%
息切れ・動悸	23.6%	21.0%
疲れやすい	13.1%	13.1%
だるい	34.2%	39.4%
しびれ感	13.1%	13.1%
四肢痛	13.1%	10.5%
臨床症状		
皮膚症状	84.2%	60.5%
発育・栄養障害	39.4%	7.8%
発作性症状	39.4%	73.6%
.めまい発作	15.7%	63.1%
.失神発作	10.5%	23.6%
.痙攣発作	10.5%	2.6%
.腹痛発作	28.6%	28.9%
.頭痛発作	5.2%	23.6%
起立性調節障害症候群	31.5%	55.2%
情意減弱状態	28.9%	28.9%

小児油症の症状として色素沈着、痤瘡、眼脂、歯変形、発育抑制などが見られたが、皮膚症状の程度は軽快しているように見えた。しかし、全身倦怠、咳・たん、風邪引きやすい、ぜん息、腹痛、下痢、視力低下、頭痛、めまいなどの症状がこの子どもたちにみられた。とくに、自律神経症状が著明で、自律神経発作（突然起こる腹痛、頭痛、発熱、下痢、失神、痙攣などの発作）が目立ったのが注目された。さらに、精神医学的には狭義の知能障害は見られなかったが、易疲労、無気力、緊張低下、寡動・寡言、積極性低下、反応の乏しさなどいわゆる情意減弱状態といわれる症状がみられた。これらの子どもたちが示す症状は単に自律神経症状と皮膚症状だけでなく、代謝系、ホルモン（内分泌）系、免疫系など目立たないがゆえにかえって厄介な症状と思われた。

(ii) 第2回調査（原田による）

1981（昭和56）年8月、再び、五島（玉之浦町）を訪れ経過を追った。

皮膚症状、呼吸器症状、消化器症状などは持続していたが軽快していた。しかし、小児には珍しい「めまい」、「頭痛」を訴える者が著しく増加していた。「たちくらみ」、「疲れやすい」、「風邪ひきやすい」、「化膿しやすい」、「だるい」、「腹痛」などは持続し、発作性症状、起立性調節障害症（自律神経症状）といわれる症候群が増加している点に特徴があった。さらに、心臓障害、肝臓障害、股関節脱臼、貧血、脳波異常など症状の全身化が見られた点が注目を引いた。同時に注意の集中力、持続力、積極性低下などの情意減弱状態は依然持続していた[13]。

(iii) その後、長期経過

台湾油症では多数の胎内ばく露児を多方面から長期にわたって追跡している。その結果、発育障害や知的障害、行動異常、性的不全、感染症に弱いなどの症状が長期にわたって継続しているという報告がある[24][25][26][29][30]。しかし、わが国では**胎児性油症、小児性油症の長期追跡はほとんどしていない**。

その後、カネミ油症被害者支援センターの調査によると彼らには皮膚症状のほかに自律神経失調症、メニエール病、出血、骨異常、低身長、下痢、腹痛、生理不順、胆のう炎、中耳炎、膀胱炎、関節炎、乳腺炎など炎症を起こしやすい、歯異常などが続いていると報告されている（未発表）。

また、小児期、幼児期など幼い時期に油症になった者の子どもは、20年以上経って結婚、妊娠するのであるが、その時になって妊娠、分娩異常やその子

にも異常が見られているという。乳児期にすでに性器出血や性染色体異常などがあったとの報告もある[37]。これらの患者を遅発性胎児油症と言うべきか、遷延性胎児油症と言うべきか迷うところだが、いずれにしても、その実態は明らかではない。**まだまだ、油症は人類初の経験であるから、未知の影響があることが考えられる。したがって、将来にわたって実態を明らかにし、ケアをし、サポートする必要がある。**

(iv) 次々世代（第三世代）に対する影響は

胎内でばく露を受けた第二世代（胎児油症）は無精子、無排卵があって、独身が多いと聞く。また、その子（第三世代）も色素沈着、低身長、骨や歯の異常がみられており、甲状腺ホルモン、カルシュウム代謝に異常が疑われている[15][37]。いずれにしても、その実態は明らかになっていない。

■6　ジェンダーからみた被害の実態

(i) 女性の場合

女性は、月経、排卵、妊娠、出産、育児という生殖にかかわる関係上、非常にデリケートな機能をもっているからであろうか、被害が顕在化して、著明にみえる。流産・死産、胎児油症の出産、その他婦人科系のさまざまな異常についてはすでに述べた。

佐藤は発生から35年めに「**カネミ油症女性被害者健康実態調査**」を行っている。

「生理不順」、「過多月経」、「不正出血」49人（83.0%）、婦人科の入院、手術など治療経験は29人（49.1%）、子宮筋腫3例、卵巣嚢瘍（がんを含む）4例、油を摂食後に妊娠したもの84例中流産20例（23.8%）、死産を含め胎児性油症が7人、無排卵、無月経が二世に見られている。全身症状でも心障害が6例、胆石・胆嚢炎が5例、肝臓障害・腎臓障害が各4例、ぜん息・呼吸器障害3例、高脂血症3例、パニック症候群2例などが見られている。中でも甲状腺障害（がんも含んで）9例というのはとても異常である[15]。

(ii) 男性の場合

男性の場合も同様な変化があると考えられるが、一般に外から見えにくいのかもしれない。いずれにしても**性差による障害の差はその病態のメカニズムを考察する上で注目される**。男性についても陰茎不全、無精子、前立腺炎、前

立腺肥大、インポテンツなど泌尿器・生殖器系の異常が報告されているが見えにくいこともあって実態は明らかではない。

カネミ油症被害者支援センターでは初めて男性被害者にしぼって調査をしている。胎児性油症の男性は尿道炎、尿漏、皮膚症状、視力障害、多動、学習障害などがみられた。油症一般的な多彩な症状以外にインポテンツ、前立腺炎、副睾丸炎、膀胱炎、尿路結石、などと各種がんが見られている。

ジェンダーによる影響はほとんど明らかにされていない。環境ホルモンの影響など考える上で重要であるにもかかわらず懈怠されている。

第4　カネミ油症の診断

カネミ油症における認定制度とは、1968（昭和43）年10月10日、朝日新聞が油症を初めてとりあげてから、14日に九大に油症研究班が発足。18日に油症外来が開設され、106人受診者中、11人が油症と診断された。その翌19日に診断基準を作成発表した。しかし、このような疾病は前例のない新しい化学物質による中毒であり、しかも、複合汚染であって初体験であるからあくまでもこの基準は暫定的なものであったはずである。しかも、何の法的な根拠もないために、あくまで私案であったはずである。内容はともかくとして、このような暫定的、私的基準がその後、多少の改正はされたとはいえ、**権威ある診断基準として患者救済の前に立ちはだかってしまった**。それは患者の救済を閉ざしたばかりではない。仮説であるものがいつの間に定説となり、それが権威をもつと独り歩きして目の前にある新しい事実を切り捨てる役割を果たすことになる（以下、診断基準は「油症研究、30年の歩み」による）。

■1　「油症」診断基準と油症患者の暫定的治療指針（1969年）。

「米ぬか油を使用していること、家族内多発、発病が本年4月以降であること、米ぬか油を使用してから発病までには若干の期間のあることなどが、まず条件としてあげられている。

症状としては上眼瞼野の浮腫（腫れ）、眼脂（目やに）の増加、食欲不振、爪の変色、脱毛、両肢の浮腫、嘔気、嘔吐、四肢の脱力感・しびれ感、関節痛、皮膚症状を訴えるものが多い。特に、眼脂の増加、爪の変色、痤瘡様皮疹は本

症を疑わせる要因となりうる。また、症状に付随した視力の低下、体重減少等もしばしば認められる。

① 眼所見：眼脂の増加、眼球および眼瞼結膜の充血・混濁・異常着色・角膜輪部の異常着色、一過性視力低下が認められる。
② 皮膚所見：角化異常を主とし次のような種々の所見が認められる。（として、詳しく12項目にわたって述べられている。すなわち、**診断の中心は皮膚症状であることが分かる**）。
③ 全身症状；貧血、肝脾腫は認めないことが多い。しかし、発熱、肝機能障害を認めることがある。手足のしびれ、脱力感を訴えるが、著明な麻痺は認めない。深部反射は減弱あるいは消失することがある。四肢末端の痛覚過敏を時に認める。」

すなわち、発見直後であったために、皮膚症状が中心の診断基準となったことはやむを得ない事情があったと認めたにしても、この基準で多くの患者が油症と診断されたとは到底思えない。全身症状は無視されているものの、しびれ感、関節痛などはすでに拾われていた点には注目すべきであろう。

■2　1972（昭和47）年10月26日改訂版

この時の改定の特徴は全身症状（内科的）を取り入れていることである。
「現在、全身症状には、成長抑制、神経内分泌障害、酵素誘導現象、呼吸器系障害、脂質代謝異常などがあり、局所症状には皮膚および粘膜の病変として痤瘡様皮疹と色素沈着、さらに眼症状がみられる」として、自覚症状、他覚症状、そして血中PCBの測定が初めて取り上げられている。

「① 自覚症状；全身倦怠感、頭重ないし頭痛、不定の腹痛、手足のしびれ感または疼痛、関節部のはれおよび疼痛、咳嗽・喀痰、月経の変化。
② 他覚症状；気管支炎様症状、感覚性ニューロパチー、粘液嚢炎、小児では成長抑制および歯牙異常、新生児のSFD（Small-For-Date-Baby）および全身性色素沈着。
③ 検査成績；**血液PCBの性状および濃度の異常**、血液中性脂肪の増加、貧血、リンパ球増加、アルブミン減少、知覚神経伝導性と副腎皮質機能の低下」、「油症患者においては、神経・内分泌障害、酵素誘導などの所

見がみられるため種々の合併症を生じやすく、また合併症が重症化する傾向があるので慎重に治療する必要がある。また、酵素誘導により薬物の分解が促進されており、通常の投与量では治療効果が上らぬことも多い」とも記載されている。

この基準でも本来ならば大多数の油症患者が救済されるはずであるが、この時点では血液中のPCBの濃度とパターンが診断の決め手になって基準に書き込まれているにもかかわらずこれらの臨床症状は無視されたと思うしかない。しかも、PCBの濃度の基準は明らかにされていない。

■3　1976（昭和51）年6月14日補遺と1981（昭和56）年6月16日追加

1976年の改定は「重要な所見」として皮膚症状が再度中心の基準になっており、血液中のPCBの性状および濃度の異常が重要所見となり、自覚症状や他覚症状は「参考になる症状と所見」となっているのが特徴である。文面からみると著しく後退（狭く）したものになっている。

1981年6月16日の追加では「①油症診断基準中、重要な所見『4.血液中PCBの性状および濃度の異常』の次に『5　血液中PCQの性状および濃度の異常』を追加する。②今までの研究により、血中PCQ濃度については次の通りの結論とした。

(1)　0.1ppb以上；異常に高い濃度。
(2)　0.03 − 0.09ppb；(1)と(3)の境界領域濃度。
(3)　0.02ppb（検出限界）以下；通常みられる濃度。」とした。

血中のPCQが測定可能になったこと、長期経過後にこのような物質が残留していることの発見は評価できるにしても、発生から13年もしてから診断の根拠に血中のPCQなどを根拠にすることは危険な側面を持つのである。残留の有機塩素系物質の値は排泄機能や摂取・蓄積量など個人によって千差万別であり多様である。検出できた場合は有効であっても、検出できない場合を否定の根拠（証拠）にされる可能性が大きいことが予想されるからである。

■4　新たなPCDF値を加えた基準改定（2004年9月29日）

1988（昭和63）年6月、宮田英明らが油症の主な原因はPCDFと発表してか

ら13年後の参院決算委員会で坂口力厚生労働大臣が認定基準の見直しを約束した。その結果、さらに2年後に改定が行われた。

患者の血中PCDFが正常の2.5倍から17.9倍も高かったとの報告を受けて、基準にPCBのパターン、PCQに加えて**PCDFの濃度が新たに加えられた**。30ピコグラム以上を異常とした結果、新たに18人が認定されたが、他の患者はすべて棄却された。古江増隆九大油症研究班班長は「できるだけ広く（救済）を考え作業を行ったが、判定されなかった全ての方が正常だった」と言っている。

血中PCDF濃度を何回か測定しており、排出率が分かっているわけだから、摂取当時の血中濃度の計算（推定）は個人にとってできるはずである。また、PCDFとPCBの両方を測定しているのだから、初期のPCB値からPCDFの濃度を推定することもできるはずである。もし、血中濃度を利用するのなら、そのような計算くらいしてみたらどうか。そうでないと、一度、正常値といわれた者は今後、絶対に救済されない最後通告となる。

■5　診断基準の問題点

油症は人類初の経験であったから、診断基準になる教科書も手引き書もなかった。したがって、最初に作成された診断基準はあくまで、それまでに明らかになった事実から組み立てられた仮説であった。仮説はさらなる事実によって変革されねばならなかった。患者から新しい事実を学び取るしかなかったのであるのに、仮説を定説化し、権威化して結果的に事実を無視し、患者救済の壁となった。その意識が医学者にも行政にも欠けていた。

しかも、認定の証拠を血中濃度に求めたことはPCBの性状と濃度の異常を診断の基準とした時と同様に誤りであった。血中濃度はあくまで参考であり、高い場合には確かに1つの証拠となりうるし、その場合のみ有効であって、低い場合に否定の根拠にはならないのである。しかも、比較的早期ならまだしも、**発生から35年近く経過してから血中濃度を診断の根拠とするのは合理的でない**。摂取した量や年齢、性別、治療、症状の経過、排出機能の差などによって千差万別であるのが常識であろう。なかなか認定されないために新しい基準を血中のPCDFに求めた患者の期待に背く結果となった。

臨床症状や患者の訴え、経過などすでに明らかになっている医学的所見がどうして活かされないのだろうか。一つは、**各症状と血中濃度との量・反応関係にこだわり、病者を"まるごと人間"として診なかったためであろう。数量化にこだわり患者の訴えに耳を傾けなかった典型である。**

さらに、法律にもない認定制度、補償体系をも気にして、科学的立場が貫かれたかどうか疑問である。

PCB、PCDFなど有機塩素系の微量な化学物質の分析が出来なかったことを行政は責任逃れの口実にしているが、たとえ**分析技術がなくとも、目の前にいる多くの患者たちの症状から診断基準の抜本的な改定は出来たはずであった。**

■6　韓国・アメリカにおける枯葉剤後遺症の診断

1970年代になってから、アメリカ、韓国ではベトナム戦争に参加して帰還後さまざまな後遺症がでて社会問題となった。しかし、医学的には枯葉剤後遺症がどのようなものであるか、その因果関係の証明には時間がかかると予想された。しかも、個々の疾病は全て非特異性のものであった。そこで、帰還兵たちが現在、どのような疾病を持っているかを調査して、**一定の比率で認められる疾患を暫定的に後遺症として救済する制度を作った。**

韓国は32万人がベトナム戦争に参加した。1999年までに4万4026人が健診を受けその7.4％が後遺症とされ、51.7％が後遺症疑いとされた。

後遺症とされた疾患は12；末梢神経炎、肺がん、バーガー病（壊疽）、喉頭がん、非ホジキンリンパ腺がん、塩素痤瘡、多発性骨髄腫、軟組織肉腫、前立腺がん、ホジキン病、気管支がん、遅発性皮膚ポルフィリン症（多い順）。

後遺症疑いとされた疾患は21；脂漏性皮膚炎、中枢性神経障害、多発性神経麻痺、糖尿病、肝臓障害、高血圧、高脂血症、悪性腫瘍、日光過敏性皮膚炎、尋常性乾癬、慢性蕁麻疹、乾性湿疹、多発性硬化症、筋萎縮側索硬化症、筋肉疾患、脳梗塞、脳出血、甲状腺機能障害、虚血性心疾患、無血壊死病。

これらの疾患に該当する者でベトナム戦争において枯葉剤を浴びた者や血中のダイオキシン類が高値を示したものは何らかの補償が受けられるシステムを作っている。

これは当然のことながら男性中心であるためにそのままカネミ油症で使えるとは思えないが、被ばく露者を100人も調査して、非ばく露者を対照として、**比較によって集積率が高い疾病を割り出すことは可能である。**カネミ油症の臨床では対照と比較してばく露群の疾病集積率とか健康の偏りを捉える調査は行われていない。

第5　カネミ油症事件の責任

1　三つの責任

わが国で経験した公害、労災、薬害などの事件を分析してみると大きく言って三つの責任を指摘できる。

1つはこのような事件を起こしてはいけなかったのであり、発生を阻止できなかった**予防責任**である。カネミ油症の場合はカネミ倉庫は当然のことながら、鐘化の責任も大きい。行政にも国民の口に入るものであるから監督・指導の責任はあった。

2つめは起こってはいけなかったのだが、起こってしまった。その場合、被害を最低限に食い止める責任、**被害拡大防止責任**がある。これに関しては、行政の責任はきわめて大きい。国民の食品に関するものであるから、医薬品以上に最高程度の注意義務（監督責任）が必要であった。人の生命、健康に関する緊急を要する事態に行政が何の調査もせず、何の対策もせずいたことだけでも責任である。食品衛生法を適用して、1日も早く被害拡大を防止し、被害者の確認を急がなくてはならなかった。しかし、それが出来なかったのは、食品衛生法の処理に経験のない皮膚科が中心で対応したことにあったという指摘もある[14]。

3つめは被害を拡大してしまったら、後は**償う責任、救済責任**がある。起こしてからでは本当は償えるものではないが、少なくとも加害企業はその存続をかけて、誠心誠意償わなければならない。行政は仮に、法的責任が問えなかったとしても、道義上、行政上救済を行わなければならない。なぜなら国民の財産・生命・健康を守ることを憲法上も委託されているからである。それぞれに、多少の責任分担の差があるとしても、共通して以上の3つの責任がそれぞれにある。

■2　企業責任；食品を扱う企業の注意義務、安全性確認義務

　福岡地裁民事二部は1977年10月5日の福岡カネミ民事訴訟の判決で「食物は絶対に安全なものでなければならない。食品製造・販売業者には、きわめて高度の注意義務が要求される。鐘淵化学工業のカネクロールの販売カタログは、むしろ安全性を強調、経口摂取された時の毒性については直接、触れていない。しかし、食品製造業者に求められる慎重さ、注意深さをもってカタログを読めば、**人体に摂取された時、何らかの毒作用があると疑うべきで、人体への有毒性や油への混入可能性をまったく予見できなかったとはいえない**」と述べている[3][14]。また、カネミ倉庫は大量生産のために設計の範囲を超えて運転を行い、独自の工程に変更を加え、事故を繰り返していたという。たとえば、PCBの通る加熱パイプを直接食品に触れる形で効率よく脱臭しようとしたものと思われる。生産のための安全無視といわねばならない。

■3　鐘化の責任；製造物責任

　福岡地裁は「鐘淵化学工業は製造開始前からPCBが人体に摂取されると、皮膚や内臓にさまざまな障害を引起こす可能性があることを知っており、製造開始後も、さらにその認識を深めていた。従って販売に当たって、食品業者に毒性の正確な情報を提供、食品の安全確保に注意を十分、警告する義務がある」「それにもかかわらず、全体としての危険性はほとんど問題にならないとして、安全性の強調に傾き、食品製造業者に混入時の危険を正式に認識させ、混入防止措置や混入の有無の検索の必要性の注意を喚起させるには、ほど遠かった。カネミ倉庫に不当に安心感をそそるような表現をして積極的に推奨販売したことは否定できない、ここに基本的かつ重大な過失がある」[3]とした。鐘化の責任は、6回法廷で認められた。しかし、1986（昭和61）年5月15日の第二陣控訴審判決では否定された。生産者が自ら生産する製品について、生産と使用の段階だけでなく使用後廃棄物となった後まで一定の責任を負うべきと言う考え方（製造物責任）になりつつあるから、まして、廃棄物でなく、実際に他社で使用されるものであるから、製造から使用先まで一定の責任があった。

　その毒性について知り得る立場にいながら、何の注意も払わなかった。しかも、大量に買付けて補充していたのであるから、大量漏出を知らなかったと

はいえないのではなかろうか。

4　行政責任、行政は何のためにあるのか

　福岡地裁小倉支部は国の責任を認めなかった。しかし、カネミ油症事件全国統一民事訴訟第一陣控訴審判決（昭和59年3月16日）、全国統一民事訴訟第三陣一審判決（昭和60年2月13日）で国の責任を認めた。水俣病裁判のような公害裁判において争われるのは民事訴訟であるが、通常の民事訴訟と異なって、このような裁判の場合、原告（被害者）と被告（加害者）とは同等ではない。被告は企業、行政が多く、彼らは常に経済力も権力も持ち、専門家を動員することも、有利な証拠を手に入れることも可能である。それに比べて被害者は金も権限も専門家さえいないことが多い。加害者は交替することが出来るが被害者は一生変れない。そして、この場合、被害者が加害者になることは絶対にない。

　このような不公平の中で2回も行政責任が認められたわけであるから、それで決定的であろう。このような場合、加害者に控訴権があることが不公平にさえ見える。法律上は別にしても行政には少なくとも道義上、行政上の責任はあると考えるのが常識的である。

　第1章-4章で述べたようにこの事件の背景には便利さを追求するあまり、安全性の確認なしに大量生産、大量消費を進めてきた政策があった。カネミ倉庫は増産のために脱臭工程の無理な設計変更を繰り返し、何度も事故を起こしていたという。これは、ことが食品に関することだけに行政の監督責任は大きいと言わねばならない。

　訴訟では、大量生産・使用に対する規制、食用油製造への営業許可の権限、ダーク油事件に際しての食品衛生法上の権限などが争点となった[20][34]。

　「ダーク油事件で油症は予見できた。また、食品の安全性を疑うような事実を探知した場合は、所管の厚生省に通報する義務を負う」ことから農林省の現地検査所、本庁の怠慢が指摘された。また、さまざまな経過から遅くとも3月中頃には鶏の大量死の原因はカネミ製のダーク油とほぼ見当がついていたのである。しかし、福岡肥飼料検査所の矢幅雄二課長は「ダーク油の製造工程中にはなんら心配がない」と報告している。国立予防衛生研究所の保野主任研究員はダーク油事件から人体被害を想定して、8月19日に農林省流通飼料課の鈴木

技官にダーク油を分析すべく一部分けて欲しいと依頼したが「事件は解決した。廃棄処分にした」と言って分けてもらえなかった。すなわち、何回かダーク油汚染とカネミ油とを関係づける機会がありながら縦割り行政のために連携できずに被害を拡大した。しかも、食品衛生法の経験のない皮膚科の医師を中心に任せたことにも問題があった。

　津田は「全国の食中毒事件に関する報告書をまとめた食中毒統計では、大まかに原因を三つに分けて集計している。"原因施設"、"原因食品"、"病因物質"の三つである」。「食中毒事件は医薬品および医薬部外品を除くすべての飲食物を対象としている食品衛生法（二条）によって迅速に処理されねばならなかった。保健所が通常の食中毒事件として同法第二七条に基づいた調査・報告を行っていれば、被害は最小限に抑えられたと考えられる」、「水俣病とカネミ油症事件のこの二つの大食中毒事件は、食品衛生法に基づいた届出と処理を怠った学者と行政が、大事件に育て上げたものであると断言できる」といっている。「食品衛生法を適用する際に、病因物質の判明は必要条件ではない。原因食品と原因施設が明らかであればよい」のである[14]。

　食品衛生法第四条第二項「有毒な、若しくは有害な物質が含まれ、若しくは付着し、またこの疑いがあるものを販売し（不特定又は多数の者に授与する販売以外の場合も含む）又は販売の用に供するために、採取し、製造し、輸入し、加工し、使用し、調理し、貯蔵し、若しくは陳列してはならない」とある。また、「食中毒事件においては"認定申請"などはいらない。申請などしていなくとも原因食品をたべた可能性があれば、自宅にいても保健所の職員が調査にきてくれる」のである。極言すれば食品衛生法からは認定審査会も認定基準、制度そのものが不要ということになる。カネミ油を食べ、何か健康障害があれば油症として登録（認定）されるべきであった[14]（津田意見書参照）。

　8月中旬から九大皮膚科の五島應安医師はカネミ油が原因であることを知っていたが届けていない。食品衛生法では届け出ない場合は罰せられるのである。長崎では玉之浦診療所の医師が福江保健所に届け出たのに所長は記者会見で「誤診である」と発表した。これもまた、個人の責任というより保健所が行政機関（県）である以上県としての責任も問われる[20]。さらに、津田は「カネミ油症事件では、事件当初から患者も医師もライスオイルが原因食品であると認識できていた。しかし、九州大学医学部の医師たちは、事件による被害が拡

大しているにもかかわらず、また、病因物質までもが明らかになっているにもかかわらず、食品衛生法に基づく届出を怠り、1968年10月に朝日新聞がスクープするまで対応しなかった」、「通常の食中毒事件であれば患者たちが当然受けられるべき補償の権利を、認定制度を運用することにより奪われている」と書いている(14)。

その他、記録、油の販売経路や摂食者の検証、患者や家族の追跡調査、採集したサンプルの一部や収集した資料の保存など将来に活かすべき行為をも怠っている。

以上見てきたごとく行政責任の一つである拡大責任、救済責任の放棄は実は食品衛生法違反から来る部分が大きい。

しかし、これに対して行政は裁判で激しく反論してきた(34)。要するに農水省は食品衛生行政や保健行政を所管していないと言い、厚生省は行政上可能な限りの最大限の救済措置をとってきているから責任はないと言うものであった。

「立入り調査をした担当官の職務はダーク油の調査であって米ぬか油の調査は職務外である。人体被害が発生しているという情報もなかった。カネミ倉庫がPCBを使用していることも知らなかった」。

「矢崎課長（福岡肥飼料検査所）は職務外の食品の安全性について法的な通知義務を負っていない」、「疑わしいだけでは厚生省は米ぬか油を回収することは出来ない。食品衛生法は食品の安全性を確保するため、必要最小限の取締りをしている」。

「福岡肥飼料検査所の鑑定依頼は原因物質の究明ではなく、再現試験である。PCBの使用を知らず、設備もなかった当時の状況では誤った判断は止むを得なかった」(34)。

これらの国の反論を聞くと厚生省や農水省は何のためにあるのだろうかと言う気がする。まさに、縦割り行政の欠陥を自らばく露しているようなものであった。

全国統一民事訴訟第一陣控訴審、第三陣一審では国の責任を認めた。担当官はダーク油の汚染を知っていたのに、同じ脱臭工程で生産される米ぬか油の汚染を調べず、疑いもせず、厚生省に通知もせず、汚染ダーク油の分析もしなかったことは職務放棄に近いものであった。しかし、第二陣控訴審では国の責任を否定した。しかも、鐘化の責任も否定した。当時としては、行政の積極的

な関与の結果の失敗に責任が問われたが、最近では、水俣病関西訴訟最高裁判決が示したように、打つべき手をうたなかった、何もしなかったことに責任が問われるようになった。和解せずにあくまで国の責任を追及すべきであったかもしれない。

▌5　弁護団の責任、仮払い金を返せ

　全国統一民事原告団（956人）、福岡民事原告団（44人）、油症福岡訴訟団（578人）、油症原告連盟（334人）などが提訴しており、それぞれ地裁、高裁、最高裁のレベルで裁判をしていた。結果、カネミ倉庫の責任は明らかであったが、鐘化の責任は6つの判決、国の責任は2つの判決が認めていたが（前述）、確定していなかった。

　1986（昭和61）年秋、最高裁は患者側と被告鐘淵化学に対して和解の打診を始めた。判決まで行けば国、鐘化の責任を否定せざるを得ないなどと一種の脅しをかけて和解に持ち込んでいった。1987年3月20日、最高裁で各原告団とカネミ倉庫、鐘化の間に和解が成立した。全国統一民事原告団は3月26日、油症原告連盟は6月16日にそれぞれ国への訴を取り下げた。6月25日に国も最高裁で訴訟の取り下げに同意した。これで一件落着かのように見えた。もともとこのような事件に全面解決や一件落着はないはずであった。

　和解はしばしば責任が曖昧にされる。和解を勧めたという最高裁やそれを受け入れた弁護団に問題はなかったのだろうか。1996年の水俣病の和解の場合も国・県の責任を曖昧にし、原告が水俣病かどうかも曖昧にした。しかし、2000人の原告以外に8000余人が和解並みの補償を受けたことは評価できた。カネミ油症の和解では未認定患者には及んでいない。裁判でも油症かどうかは重要な争点になっていなかった。

　そして、民法上の時効を1年後に控えた1996年6月、**九州農政局は原告患者本人だけでなく患者の子どもまで相続人も含めて、仮払金の返済督促状を送りつけてきた。1人当たり約300万円、総額27億円である。**そもそもなぜこのようなことが起こったのか。それはあの時の和解による。裁判を取り下げた時点で1984年から1985年に国から仮執行により支払いを受けた原告には仮払い金の返済義務が残ってしまった。「国は患者の状況を考慮し無理な取立てはしない。債務は自然に消滅する」と言う一部弁護団のプロにあるまじき思い込みの

カネミ油症裁判一覧表（注、文献10より）

事件名	提訴日	原告	被告	判決日	判決内容、その後
福岡民事	69.2.1	45人（福岡市）	カネミ・加藤社長・鐘化	77.10.5	カネミ、加藤、鐘化に勝訴。高裁判決（84.3.16）勝訴、鐘化が上告
全国統一民事 第一陣（小倉民事） 　一次 　二次 　三次 　四次	 70.11.16 70.12.23 71.7.22 71.11.11	 300人（北九州市） 44人（長崎市） 214人（五島） 53人（高知）	カネミ・加藤・国・北九州市鐘化を被告に加える	78.3.10	カネミ・鐘化に勝訴 84.3.16 控訴審で国にも勝訴 国、鐘化が上告 86.10.7 口頭弁論開始 87.3.26 訴え取り下げ
広島民事	71.4.24	51人（広島市）	カネミ、鐘化 加藤、国、北九州市		1972.2 小倉民事に併合
全国統一民事 第二陣（小倉民事） 　一次 　二次 第三陣 第四陣 第五陣	 76.10.8 78.7.16 81.10.12 85.7.29 85.11.29	 155人 125人 29人 10人 74人	カネミ、鐘化、加藤、国、北九州市	82.3.29 85.2.13	カネミ、鐘化、加藤に勝訴 控訴審（86・5.15）では鐘化、国北九州市の責任を認めず、工作ミス採用。 86.5.26 上告。 国、鐘化、カネミ、加藤に勝訴 87.3.15.一括和解を決定、順次訴え取り下げ、10.21.国同意。
油症福岡訴訟 　二次 　三次	86.1.6 1.27 4.30	303人 115人 145人	鐘化、カネミ、加藤		87.3.15 一括和解

結果が、今日、悲惨なことになってしまった[10][15][34]。それは、裁判のそれ以前からの過程における**弁護団・患者との信頼関係**が崩れたことと無関係ではない。弁護団が原告と密に連絡し、意思の疎通を図っていれば違った結末になった可能性がある[15][34]。

和解したもう一方の鐘化も仮払いをしていたのだが、和解協定で返還義務は認めるが取り立てはしないということで話し合いがついた。すなわち、自然債務化することによって返すか返さないかは借主の都合によるというものになった。したがって、国も当然そのような処理の仕方をするものと楽観視していたのであった。しかし、国は「訴えが取り下げられた以上、仮払いの根拠がなくなった。返還義務がなくなったわけではない」と主張していたのであるから、時効寸前の9年間も放置していた弁護団の責任は小さくない。もともと、患者たちは裁判で勝った補償金すら経営苦を理由にカネミから貰っていないわけだから、債務者であるのはカネミで、国は患者ではなくカネミに請求すべきである。

1996年6月、患者側に送りつけられてきた督促状は新たな悲劇を起こしている。ついに、**自殺者**まででた。何の落ち度もなく油症にさせられた上に、まさに踏んだり蹴ったりである[10]。最近の金融機関や大企業に対する行政の借金棒引きを見るにつけ、この被害者に対する手立てはないものだろうか。

第6　カネミ油症事件は史上最大の人権侵害

カネミ油症患者は何の落ち度もない。しかも、贅沢品や嗜好品などという被害者が選択できるものではなく、日常的に摂取する絶対必要な食物の中に毒物が混入したのである。カネミ倉庫と行政は、被害の予見、予防をすることもなく、被害の拡大を許し、行政は狭い判断条件で多数を被害者として認めず、その救済を怠り、放置し、わずかばかりの補償金で沈黙させ、辛うじて勝ち取った行政責任の判決をも恫喝に近い説得で取り下げさせた。しかも、和解後10年近くなって仮払金を督促してきた。本人ばかりでなく、その子（二世代）、さらにその子（三世代）も医学的のみならず、多様な被害を被っている。したがって、症状の直接的な苦痛だけでなく、日常生活における障害（不便さ）、経済的不利益、家庭崩壊、社会的信用の低下・疎外・孤立、さらに行政指導の不十分さのために患者やその子孫は理不尽な差別に苦しめられてきた。これはまさに、**有史以来最大の人権侵害の一つ**で、かって、このような事例が他にあっただろうか。

第7　提言

　本カネミ油症事件は重大な人権侵害事件であるという認識の上にたって以下の提案が実現できるよう関係各位と行政に強く求めたい。

1　緊急対策として仮払金問題を即時解決すること。
2　食品衛生法の原点に帰ってまず、すべきことは当該カネミ油を食したことが明らかな全員を「被ばく露者」と各保健所が確認し（以前の資料が残っているはず）、「カネミ被ばく露手帳」（仮）を発行すること。その決定は保健所、地方自治体の担当者が書類審査で決定するのを原則とすること（経済的、身体的負担を与える長期間の検診を必要としないため）。
3　手帳所持者には**医療費の自己負担額の相当額が終身支給される**こと。それによって、将来の健康障害に対する患者の不安を除き、医療を保障する（台湾油症では終身医療保障を行っている）。全国どこでも、いつでも受診できることによって、被ばく露者の健康状態の把握が可能となり、その実態も明らかになる。
4　皮膚症状や血中濃度にこだわらず、油症にしばしば見られる自覚症状や疾病を指定し（指定疾病とし）、その該当者に対して症状、重度に応じた慰謝料、健康手当や通院手当てなどの支給を受けさせる。その判定は新たな「**油症救済判定委員会**」（仮）が行うこと。委員会の構成は医師の他、弁護士、被害者・行政の推薦する有識者を加えること。そのために、実態調査を早急に行うこと[21]。
5　九大・長大油症研究班は被害者と関係を密にとり、人類史上初の油症の実態の把握、病態の解明など医学研究を継続するが、しかし、法的に存在もしない認定業務は行わないこと（医学的研究と認定・補償と切り離す）。研究費を実態究明や患者救済・治療に役立つように有効に使うこと。
6　医療のみならず患者の**日常生活の支援、相談、カウンセリング、生活資金援助**などを含む各種相談窓口を設置し、臨床心理士、ケースワーカー、社会福祉士など必要な人材を配置する。
7　油症に対する**偏見差別を除去する**ために必要な対策を医師会、地方自治体、厚労省は行うこと。

8　費用は行政、鐘化、カネミの三者で負担する。実現可能なために法整備が必要ならば立法処置も行うこと（特別立法も視野に入れて）。
9　カネミ油症事件関係の資料の整理、保存を進めること。医学的資料に限らず、刑事事件および民事裁判関係、行政関係などのさまざまな資料は後世に教訓となる。
10　細部・詳細にわたっては患者、行政を含めた「円卓会議」(仮)を早急に招集して決定する。

■引用文献

(1)　磯野直秀：『化学物質と人間』中公新書、1975
(2)　原田正純：「戦争で使われた化学物質の影響」、『化学物質と環境』、No52、4-7、2002.
(3)　川名英之：『ドキュメント日本の公害第3巻　薬害・食品公害』294p、1989
(4)　藤原邦達：『PCB汚染の軌跡』医歯薬出版、1977
(5)　倉恒匡徳：ダーク油事件；小栗一太、赤峰昭文、古江増隆編『油症研究、30年の歩み』329p、九州大学出版会、2000
(6)　倉恒匡徳：「油症ならびに油症研究の概要」；前掲『油症研究』3-8p
(7)　ユエリャン・レオン・クオ：「アジアの油症、子供の発達への影響」、『環境ホルモン』Vol.1、182-192、2001。
(8)　野村茂：「職業性皮膚障害」、久保田重孝編『職業病とその対策』333-384p、興生社、1969
(9)　野村茂：『産業医学100話』、176-177p、労働科学研究所出版部、2004
(10)　川名英之、下田守：「カネミ油症事件とは」止めよう！ダイオキシン汚染・関東ネットワーク編・出版、『今、なぜカネミ油症か』49-78 p、2000
(11)　Harada M.,: Intrauterine poisoning, Clinical and epidemiological studies and significance of the problems, *Bulletin of the institute of constitutional medicine*, Kumamoto University, Supple., 25; 1-60. 1976.
(12)　原田正純ほか：「カネミ油症（塩化ビフェニール中毒）小児の6年後の精神神経学的追跡調査」、『精神医学』19：151-160、1977
(13)　原田正純ほか：「起立性調節障害様症状と中毒の関係について、有機水銀、PCB汚染地区小児の健康調査」、『日本体質医学会雑誌』46；86-99、1982
(14)　津田敏秀：『医学者は公害事件で何をしてきたか』、岩波書店、2004
(15)　佐藤禮子：「カネミ油症女性被害者健康実態調査報告、日本最大のダイオキシン被害」、『公衆衛生』67：444-447、2003
(16)　郭育良：「PCB・ダイオキシン類環境毒性物質の人体への影響」、2004台日環境

論壇、日台環境フォーラム、台南市、2004.2.8
(17) 「カネミ油症事件第一審判決」:『判例時報』866号、21-119、1977
(18) 勝木司馬之助:「油症の診断基準と油症患者の暫定的治療指針」、『福岡医会誌』60:403-407、1969
(19) 坂下栄:「発症から35年余を経ても癒えぬカネミ油症、日本と台湾における油症被害者の追跡調査」、『高木基金助成報告集』Vol.1、59-63、2004.
(20) 下田守:「カネミ油症と予防原則」、『環境ホルモン』Vol.3、63-70、2003
(21) 罹病率や疾患名を油症集団と対照群とを比較して油症集団に多い疾患を油症関連疾患とする。ベトナム帰還兵の問題が参考になる。
(22) 「油症の検診と治療の手引き、2001」(全国油症治療研究班・追跡調査班http://www.med.kyushu-u.ac.jp/yusho.html)
(23) 上村早百合:「カネミ油症被害者の実態調査、被害者の実態調査から明らかになった問題点とその必要な対策」、熊本学園大学大学院社会福祉学専攻、2002(平成14)年度修士論文。
(24) Yung-Cheng Joseph Chen, Yue-Liang Guo, Chen-Chin Hsu, Walter J.Rogan; "Cognitive Development of Yu-Cheng ('Oil Disease') Children Prenatally Exposed to Heat-Degraded PCBs", *JAMA*, 268; 3213-3218, 1992.
(25) Te-Jen Lai, Xianchen Lin, Yueliang Leon Guo, Nai-Wen Guo, Mei-Lin Yu, Chen-Chin Hus, Walter J.Rogan; "A Cohort Study of Behavioral Problems and Intelligence in Children With High Prenatal Polychorinated Biphenyl Exposure", *Arch. Gen.Psychiatry,* 59; 1061-1066,2002.
(26) Yueliang L.Guo, Georg H. Lambert, Chen-Chin Hsu, Mark M.L.Hsu;Yucheng: "Health Effects of Prenatal Exposure to Polychlorinated Bipheyl and Dibennzofurans", *Int.Arch.Occup. Environ. Health*, 77; 153-158, 2004.
(27) Yueliang Leon Guo, Mei-Lin Yu, Chen-Chin Hsu & Walter J.Rogan; "Chloracne, Goiter, Arthritis, and Anemia after Polychlorinated Biphenyl Poisoning: 14-Year Follow-up of the Taiwan Yucheng Cohort", *Environmental Health Prespectives,* 107; 715-719,1999.
(28) Mei-Lin Yu, Yueliang Leon Guo, Chen-Chin Hsu, Walter J.Rogan; "Menstruation and Reproduction in Women With Polychlorinated Biphenyl (PCB) Poisoning: Long-term Follow-up Interviews of the Women from the Taiwan Yucheng Cohort"; *International J.Epidemiology*, 29; 672-677, 2000.
(29) Guo Y.L., Lin C.J., Yao W.J., Ryan J.j. Hsu C.C.; "Musculoskeletal Changes in Children Prenatally Exposed to Polychlorinated Biphenyls and Related Compounds (Yu-Cheng Children), *J. Toxicol.Environ. Health*, 41;83-93, 1994.
(30) Mei-Lin M.Yu, Chen-Chin Hsu, Yueliang L.Guo, Te-Jen Lai, Shin-Jaw Chen, Jung-

Ming Luo; "Disordered Behavior in the Early-Born Taiwan Yucheng Children", *Chemosphere*, 29; 2413-2422, 1994.
(31) Yueliang Leon Guo, Ping-Chi Hsu, Chao-Chin Hsu, George H.Lambert; "Semen Quality after Prenatal Exposure to Polychlorinated Biphenyls and Dibenzofurans", *The Lancet*, 356; 1240-1241, 2000.
(32) Ping-Chi Hsu, Wenya Huang, Wei-Jen Yao, Meng-Hsing Wu, Yueliang Leon Guo, Georg H.Lambert; "Sperm Changes in Men Exposed to Polychlorinated Biphenyls and Dibenzofurans,"*JAMA*,289 (22), 2943-2944, 2003.
(33) Shu-Li Wang,Tzung-Tarng Chen, Jing-Fang Hsu, Chen-Chin Hsu, Louis W. Chang, John J. Ryan, Yueliang Leon Guo, George H. Lambert; "Neonatal and Childhood Teeth in Relation to Perinatal Exposure to Polychlorinated Biphenyls and Dibenzofurans: Observations of the Yucheng Children in Taiwan", *Environmental Research*, 93; 131-137, 2003.
(34) 川名英之：『検証・カネミ油症事件』緑風出版、2005
(35) USEPA資料、1994
(36) 矢野忠義：「カネミ油症患者が調査したPCB及びPCDFによる被害の実態」、2001年4月25日（資料）。
(37) 水野玲子（カネミ油症被害者支援センター）：「二世、三世にも続くカネミ油症の被害」、『週刊金曜日』538号、2004年12月24日号。

（付）本原稿は人権救済申し立てに際して日弁連に対し「カネミ油症の人権侵害に関する意見書」として平成17年7月3日に提出したものである。手を加えて学術論文として「原田正純、浦崎夏子、蒲池近江、荒木千史、上村早百合、藤野糺、下津浦明、津田敏秀：「カネミ油症事件の現況と人権」として『社会関係研究』11巻1号、2006年（熊本学園大学刊）に発表。

第5章 疫学者から見た「カネミ認定」の誤りとあるべき姿

津田 敏秀

カネミ油症における食品衛生に関する問題について

(2005年7月3日)

■1　カネミ油症事件の特質

　食中毒事件では、「未認定食中毒患者」はいない。原因食品に曝露し、その後関連症状を発症していることが確認された人たちは、食中毒患者として認識されるからだ。もともと通常の食中毒事件では、認定制度および認定制度に基づく申請制度などない。事件の関係者は全員調査され、事件全体の食中毒患者数（原因食品を食べ関連症状がある人）が数え上げられるからである。これを「診定」と呼ぶことがあるが、カネミ油症事件での「診定」は通常とは全く異なっている（以下、カネミ油症事件の「診定」を「認定」と呼ぶ）。通常は、行政が積極的に曝露者数・油症者数、全数を把握するために、申請や認定など必要ないのである。くり返すが食中毒調査の際は全体の調査が原則であるので、患者把握に申請手続きは必要ない。そもそもカネミ油症事件の認定制度には法的裏付けがないのである。

　なぜこのようなことが起こってしまったのかというと、水俣病事件の時に熊本大学医学部教授だった勝木司馬之助が油症研究班長だったことと無縁ではあるまい。水俣病事件も「未認定食中毒患者」が1万人以上おり、混乱は今なお続いている。

　1968年10月10日の『朝日新聞』のスクープの後、九州大学油症研究班が4日後に立ち上げられ、この油症研究班主導で食中毒調査が進んだ。ところがこの油症研究班を主導した九州大学の医師たちは、食中毒事件の処理の仕方も、食品衛生法の届け出義務も、それどころか食中毒患者1名1名をどのようにして数え上げるのかということすら知らなかったようである。この結果、カネミ油症事件は、原因食品がはっきりしているのに回収が明確に行われず、食中毒事件の報告書も作成されていない。余分な認定制度でいまだに世間に混乱をもたらし、未認定となった患者の医療費や賠償の請求権を奪い、大きな足かせとなっている。

　カネミ油症事件は数々の食品衛生法違反から拡大し成り立った特質を持っているのである。

2 初期対応の誤り

1968年に、鐘淵化学製造のPCB混合体が、食用米ぬか油に混入して発生したカネミ油症事件が世に知られることになったのは、同年10月10日付の『朝日新聞』夕刊によってである。その記事には、症状のほかに「ある特定の市販の米ぬか油」（つまりこの事件の原因食品）に関する記載もあった。それだけでなく、症状が3月ごろから家族ぐるみで出ていたこと、それによってその患者一家は、九州大学医学部付属病院の皮膚科を受診していたという記載も、この記事に含まれていた。またその一家は、大牟田保健所を訪ねてライスオイルを調べてくれと言っていることや、九州大学医学部の医師が「ライスオイルが原因でないか」と8月ごろから考えていたことも記されていた（小栗2000）。これは明らかに医師の届け出を義務付けた食品衛生法違反である。

さらに、10月10日の『朝日新聞』の記事を受けて、同14日に九州大学医学部付属病院内で結成された研究班の名前はなんと「油症研究班」であった。この研究班の目的は「原因を速やかに究明し、かつ患者に対して適切な治療を施す」ことだったようだが、皮肉なことにすでに「原因食品」名が研究班の名前そのものになっていた。それにも拘らず、カネミ油症事件では、回収命令が出されたかどうかも不明確で、かつ食中毒事件で通常作成される調査報告書も残されていない。これらも食品衛生法違反だが、いまだにほとんど問題にされていない。おそらく食中毒事件処理の実際をまったく知らない大学研究者が、病因物質解明を「原因究明」と混同した結果が、このような食品衛生法違反をもたらしたのではないかと推測するのみである。

3 油症研究班と「診断基準」の問題点

カネミ油症事件は、1万人を超える未認定食中毒患者を生み出した。現在も症状が引き続いている患者でも医療費すら援助してもらえない。「認定」が問題となっているのだ。カネミ油症事件の「診断基準」の冒頭には「本基準は、西日本地区を中心に米ぬか油使用に起因すると思われる特異な病像を呈して発症した特定疾患（いわゆる「油症」）に対してのみ適用される。したがって、食用油使用が発症要因の一部となりうるすべての皮膚疾患に適用されるものではない」と記されている。これはカネミ油症事件の「患者」というものが、他の

原因では起こりえない「特異」な症状を発症していなければならないと、油症研究班が思い込んでいることを示している。しかし、医学関係者ならずとも誰でも知っているように、細菌が病因物質である食中毒事件での主要症状である「下痢」も「悪心」も「嘔吐」も、他の原因で起こりうる非特異的な症状である。「特異」な症状の例など挙げるのは困難である。したがって、その食中毒事件の患者であるか否かを「特異症状」により判断することなどあり得ない。また症状が「非特異」ということが、「未認定」（食中毒患者ではない）の根拠になることは、通常の食中毒事件ではあり得ない。しかも「非特異」と呼ばれていても、カネミ油症事件の場合、喫食歴、時間関係等の情報から、蓋然性は極めて高いのだ。膨大な数の曝露し発症した患者が「特異症状」がないという理由で、「油症患者ではない」と処理されているのである。カネミ油症事件において曝露し関連症状を発症しても食中毒患者とは判断されない「未認定食中毒患者」が、1万人以上も生じた「原因」が手に取るようにわかる。

　なおこの「診断基準」は、数多くのカネミ油症患者が呈した症状を羅列しているが、羅列された症状を「and」でつなげば「油症患者」とされるのか「or」でつなげれば「油症患者」とされるのかが明記されていない。これではとても「診断基準」と呼ばれるような代物ではない。羅列される症状の数が多ければ多いほど、「and」で症状をつないだ場合と「or」で症状をつないだ場合の差が大きいことは、集合論を学んだ人なら誰にでもわかる。通常、どのような中毒症も症状を「or」でつないで「診断」が行われており、ここでも1万人の「未認定食中毒患者」が生じた理由が手に取るようにわかる。

　そもそも、どのような症状が中毒症により生じてくるかは、その事件全体の調査結果により作成される報告書の中のマスターテーブル等から判断されるのであるが、カネミ油症事件では、そのようなマスターテーブルどころか、報告書自体も作成されていないのである。だから明らかに多発していると考えられる症状も関連症状として取り扱われていない。何の根拠もなく、論理性もなく、科学性もなく作成された、基準にもならない基準が幅をきかせているのである。

　今日でも、九州大学の油症研究班は、血中ダイオキシン濃度（事件から30年以上経ってから採血された血液を用いた測定）などを「and」で診断基準に追加している。血中濃度は曝露当時の濃度を保っていないことが明らかなのに「and」

でつないでいる。血中ダイオキシン濃度の検査費用は、非常に高額である。患者がもらえる一時金にも匹敵するだろう。それにも拘わらずこのような検査を導入しているのである。

　また、研究班は毎年1億円の公的な「油症研究費」を受給し続けている。油症研究班会議に参加している倉恒元九州大学教授は、今頃になっても、「活性酸素を調べてみては」などと言っている。これはやはり今なお「特異性」を探し続けていることを意味するのだ。通常の食中毒事件の患者の取り扱いとカネミ油症事件の取り扱いとは、今なお大きく隔たっているのである。食中毒事件の処理を全く分かっておらず、科学的因果関係論を知らない研究者が、何かを知っているかのごとくふるまってしまった。その結果、曝露があってそして症状を発症した通常の食中毒事件では食中毒症患者である曝露有症者を、「未認定患者」としてしまっているのである。これはできるだけ早く止めさせなければならない。行政も、なぜ食中毒事件処理を知らない九州大などの研究者に振り回されたのかを明らかにするべきであろう。

　これら「認定」の奇妙さは、岩波『科学』の編集長の以下の記述（注）を見ても明らかだろう。曝露して発症しても食中毒患者と見なされないのだ。医学関係者以外でも、誰もが疑問に思うことである。ましてや、「認定審査会」とか「診定委員会」のメンバーは、この点に関する、具体的かつ科学的理由を、何一つ社会に対して説明しないのだから、納得できるわけがない。認定審査会が何ら科学的な中身を持ち合わせていないことは、別稿に詳しく論じたので参照されたい（津田2005）。

注：岩波書店『科学』編集長の2005年5月号編集後記
　「国が水俣病と認定したがらない理由は、①魚を食べたかどうかは証明できない（建前）、②金を節約したい（本音）、だと思い込んでいました。ところが、①については、申請する患者さんたちが魚を食べたこと、症状があることは調査済みでした（症状はふりをできるような性質のものではないそうです）。つまり、同じように魚を食べ、症状が出ている人々について、ある人は魚を食べたせい、ある人は何かわからない他の理由と判断していたことになります。本特集のきっかけである津田敏秀氏の『医学者は公害事件で何をしてきたのか』などを真面目に読んだつもりでしたが、今回はじめてそれがわかりました。②についても、補償金は抑えたかもしれませんが、裁判費用や、特に『御用学者』への研究費他多額の資金提供を考えれば、

金の節約には全くなっていないとのこと、御用学者にとっては、金と地位を得るためという判断の合理性はあったかもしれませんが、国にとっての合理性は何だったのか？　合理性なんて必要ないのでしょうか。FBI超能力捜査官くらいわけがわからないことです」。

多くの人が、水俣病およびカネミ油症事件の認定問題に関して考えている誤解を見事に表している一言である。

■4　未認定中毒患者はどう救済すべきか

曝露し関連症状のある未認定患者をまず食中毒患者として見なすことである。そうでないと被害額の見積もりさえできない。九州大学、福岡県・長崎県などの県、国にも責任の一端はあると言わざるを得ない。

「油症」診断基準（1969）の「本基準は、西日本地区を中心に米ぬか油使用に起因すると思われる特異な病像を呈して発症した特定疾患（いわゆる「油症」）に対してのみ適用される。従って、食用油使用が発症要因の一部となりうる全ての皮膚疾患に適用されるものではない」の考え方を直ちに改めるべきである。

関連症状は非特異的なものを「or」でつなぐ。喫食して症状のある患者を確認する。喫食と症状の前後関係を確認する。そして、曝露有症者（すなわち食中毒患者）を数え上げ、どのような費用が必要かを見積もる。これをできるだけ早期に行うべきである。

これらは普通の食中毒事件処理であり、なぜ通常と全く異なる事件処理が行われてしまったのかは検討されるべきであろう。35年経ったら全体を把握するのは困難な面もあるだろう。しかし、曝露有症者数を把握し続ける作業は可能であるし、行うべきだろう。症状を「or」でつないでゆけばよいのだ。なお、ダイオキシン血中濃度は曝露の指標にすぎない。

■5　その他

食中毒事件なのに、国や九州大学に任せきりにした理由を明らかにし、十分な反省がなされなければならないだろう。また、法的裏付けもない認定審査会（診定審査会）は、何を根拠にどんな内容の認定作業をしてきたのかについても明らかにされるべきだろう。整理して考えれば、カネミ油症事件の場合の診定は、申請した曝露有症者を、「曝露により発症した者」と「曝露がなくて

も発症した者」に分けていることになる。しかし現実はこのようなことは不可能で、実際は曝露と発症の前後関係を確認する以外にすることはない。

　食品衛生法施行以降、行政は、日常の食中毒事件処理では病因物質の判明にはこだわっていない。カネミ油症事件をはじめ、いくつかの歴史に残る大食中毒事件の事例は、病因物質の判明にこだわったからこそ、あるいは病因物質判明を口実にしたからこそ、歴史に残る大事件に発展したのだと見ることもできる。

■参考文献

小栗一太、赤峰昭文、古江増隆：『油症研究30年の歩み』九州大学出版会、福岡、2000

津田敏秀：「日本の医学医療と公害事件－認定審査会は原理的に個人の「認定」に関する新しい知見をもたらさない」『科学』2005;75:586-591

食品衛生法旧法（抄）

〔目的〕（抄）

第1条　この法律は、飲食に起因する衛生上の危害の発生を防止し、公衆衛生の向上及び増進に寄与することを目的とする。

■第八章　雑則（抄）

〔国庫の負担〕

第26条　国庫は、政令の定めるところにより、左に掲げる都道府県又は保健所を設置する市の費用に対して、その2分の1を負担する。

　一　第17条第1項（第29条第1項及び第3項において準用する場合を含む）の規定による収去に要する費用

　二　第19条第1項（第29条第1項及び第3項において準用する場合を含む）の規定による食品衛生監視員の設置に要する費用

　三　第21条第1項（第29条第1項において準用する場合を含む）の規定による営業の許可に要する費用

　四　第22条（第29条第1項及び第3項において準用する場合を含む）の規定に

よる廃棄に要する費用
　五　第28条第1項又は第2項（第29条第1項において準用する場合を含む）の規定による死体の解剖に要する費用
　六　この法律の施行に関する訴訟事件に要する費用及びその結果支払う賠償の費用

〔中毒患者等の届出〕（抄）
第27条　食品、添加物、器具若しくは容器包装に起因して中毒した患者若しくはその疑のある者を診断し、又はその死体を検案した医師は、直ちに最寄の保健所長にその旨を届け出なければならない。(2)　保健所長は、前項の届出を受けたときは、政令の定めるところにより、調査し、且つ、都道府県知事に報告しなければならない。(3)　都道府県知事は、前項の規定による報告を受けたときは、政令の定めるところにより、厚生大臣に報告しなければならない。

■附則（抄）
〔施行期日〕
第34条　この法律は、昭和23年1月1日から、これを施行する。

〔関係法令の廃止〕
第35条　左に掲げる法令は、これを廃止する。
　飲食物その他の物品取締に関する法律（明治33年法律第15号）
　飲食物その他の物品取締に関する法律及び有毒飲食物等取締令の施行に関する件（昭和22年厚生省令第10号）
　飲食物営業取締規則（昭和22年厚生省令第15号）
　牛乳営業取締規則（昭和8年内務省令第37号）
　清涼飲料水営業取締規則（明治33年内務省令第30号）
　氷雪営業取締規則（明治33年内務省令第37号）
　人工甘味質取締規則（明治34年内務省令第31号）
　メチールアルコホル（木精）取締規則（明治45年内務省令第8号）
　有害性著色料取締規則（明治33年内務省令第17号）

飲食物防腐剤、漂白剤取締規則（昭和3年内務省令第22号）
飲食物用器具取締規則（明治33年内務省令第50号）

〔旧法に基く命令による営業許可に関する経過規定〕
第36条　この法律施行の際現に旧法に基いて発せられた命令の規定による営業の許可を受けて当該営業を営んでいる者は、当該営業が第21条第1項の規定により許可を必要とする営業である場合においては、これを同項の規定による許可を受けた者とみなす。
(2)　第21条第3項の規定は、前項の規定による許可について準用する。

附則（第1次改正）（抄）
　この法律は、公布の日〔昭和24年5月31日〕から施行する。〔以下略〕

附則（第2次改正）この法律は、昭和24年6月1日から施行する。
附則（第3次改正）この法律は、昭和25年4月1日から施行する。

附則（第4次改正）（抄）
　1　この法律は、公布の日〔昭和26年6月1日〕から施行する。

附則（第5次改正）
〔施行期日〕
　1　この法律は、公布の日〔昭和27年7月31日〕から施行する。
（食品衛生法の一部改正に伴う経過措置）
　2　この法律施行前に、食品につき、改正前の食品衛生法第13条（特別の用途に適する旨の標示の許可）の規定によりされた許可は、第12条第1項（特殊栄養食品の標示の許可）の規定によりされた許可とみなし、又改正前の食品衛生法第13条の規定による許可に基いてされている標示は、第12条第4項（特殊栄養食品の標示事項）の規定による標示とみなす。

附則（第6次改正）この法律は、公布の日〔昭和28年8月1日〕から施行する。但し、第5条の改正規定は、公布の日から起算して1箇月を経過した日か

ら施行する。

附則（第7次改正）（抄）
〔施行期日〕
　1　この法律は、昭和28年9月1日から施行する。〔以下略〕
〔経過規定〕
　2　この法律施行前従前の法令の規定によりなされた許可、認可その他の処分又は申請、届出その他の手続は、それぞれ改正後の相当規定に基いてなされた処分又は手続とみなす。
　3　この法律施行の際従前の法令により置かれている機関又は職員はそれぞれ改正後の相当規定に基いて置かれたものとみなす。

附則（第8次改正）（抄）
　1　この法律は、地方自治法の一部を改正する法律（昭和31年法律第147号）の施行の日〔昭和31年9月1日〕から施行する。

附則（第9次改正）（抄）
〔施行期日〕
　1　この法律は、公布の日〔昭和32年6月15日〕から施行する。ただし、目次及び第13条の改正規定は、昭和34年4月1日から施行する。

附則（第10次改正）（抄）
〔施行期日〕
　第1条　この法律は、公布の日〔昭和35年8月10日〕から起算して6箇月をこえない範囲内において政令で定める日〔昭和36年2月1日〕から施行する。

附則（第11次改正）（抄）
　1　この法律は、昭和37年10月1日から施行する。
　2　この法律による改正後の規定は、この附則に特別の定めがある場合を除き、この法律の施行前にされた行政庁の処分、この法律の施行前

にされた申請に係る行政庁の不作為その他この法律の施行前に生じた事項についても適用する。ただし、この法律による改正前の規定によつて生じた効力を妨げない。
3 　この法律の施行前に提起された訴願、審査の請求、異議の申立てその他の不服申立て（以下「訴願等」という）については、この法律の施行後も、なお従前の例による。この法律の施行前にされた訴願等の裁決、決定その他の処分（以下「裁決等」という）又はこの法律の施行前に提起された訴願等につきこの法律の施行後にされる裁決等にさらに不服がある場合の訴願等についても、同様とする。
5 　第3項の規定によりこの法律の施行後にされる審査の請求、異議の申立てその他の不服申立ての裁決等については、行政不服審査法による不服申立てをすることができない。
6 　この法律の施行前にされた行政庁の処分で、この法律による改正前の規定により訴願等をすることができるものとされ、かつ、その提起期間が定められていなかつたものについて、行政不服審査法による不服申立てをすることができる期間は、この法律の施行の日から起算する。
8 　この法律の施行前にした行為に対する罰則の適用については、なお従前の例による。
9 　前8項に定めるもののほか、この法律の施行に関して必要な経過措置は、政令で定める。

附則（第12次改正）
1 　この法律は、公布の日〔昭和47年6月30日〕から起算して60日を経過した日から施行する。
2 　改正前の第14条第1項の規定により行なわれた検査は、改正後の同項の規定により行なわれた検査とみなす。
3 　食品衛生調査会の委員の数については、昭和49年2月28日までの間は、改正後の第25条第3項中「40人」とあるのは、「46人」とする。
4 　この法律の施行前にした行為に対する罰則の適用については、なお従前の例による。

附則（第13次改正）（抄）

〔施行期日〕

第1条　この法律は、平成3年4月1日から施行する。ただし、〔中略〕附則第3条（食品衛生法第5条の改正規定に限る）の規定は平成4年4月1日から施行する。

〔罰則に関する経過措置〕

第4条　この法律の施行前にした行為及び附則第2条第1項の規定により従前の例によるものとされる場合におけるこの法律の施行後にした行為に対する罰則の適用については、なお従前の例による。

附則（第14次改正）（抄）

〔施行期日〕

第1条　この法律は、公布の日〔平成6年7月1日〕から施行する。ただし、〔中略〕第7条の規定〔中略〕並びに附則第23条の規定〔中略〕は平成9年4月1日から施行する。

〔食品衛生法等の一部改正に伴う経過措置〕

第12条　この法律による改正後の食品衛生法〔中略〕の定めるところにより特別区が処理し、又は特別区の区長が管理し、及び執行することとされている事務のうち、政令で定めるものについては、当分の間、都が処理し、又は都知事が管理し、及び執行するものとする。

〔その他の処分、申請等に係る経過措置〕

第13条　この法律（附則第1条ただし書に規定する規定については、当該規定。以下この条及び次条において同じ）の施行前に改正前のそれぞれの法律の規定によりされた許可等の処分その他の行為（以下この条において「処分等の行為」という）又はこの法律の施行の際現に改正前のそれぞれの法律の規定によりされている許可等の申請その他の行為（以下この条において「申請等の行為」という）に対するこの法律の施行の日以後における改正後のそれぞれの法律の適用については、附則第5条から第10条までの規定又は改

正後のそれぞれの法律（これに基づく命令を含む）の経過措置に関する規定に定めるものを除き、改正後のそれぞれの法律の相当規定によりされた処分等の行為又は申請等の行為とみなす。

附則（第15次改正）（抄）
〔施行期日〕
1　この法律中、第1章の規定及び次項の規定は地方自治法の一部を改正する法律（平成6年法律第48号）中地方自治法（昭和22年法律第67号）第2編第12章の改正規定の施行の日〔平成7年4月1日〕から〔中略〕施行する。

附則（第16次改正）（抄）
〔施行期日〕
第1条　この法律は、公布の日〔平成7年5月24日〕から起算して1年を経過した日から施行する。ただし、次の各号に掲げる規定は、当該各号に掲げる日から施行する。
一　第1条中食品衛生法第7条の次に2条を加える改正規定（第7条の2を加える部分に限る）、同法第31条第3号の改正規定並びに次条及び附則第8条の規定

〔公布の日〕
二　第1条中食品衛生法第21条の改正規定、同法第21条の次に1条を加える改正規定、同法第22条の改正規定、同法第23条の改正規定（「若しくは第2項、第15条第3項」を「第15条第4項」に改める部分を除く）及び附則第5条の規定　公布の日から起算して6月を経過した日
三　第1条中食品衛生法第2条の改正規定（同条第3項の改正規定を除く）、同法第5条、第14条及び第15条の改正規定、同法第16条の次に1条を加える改正規定、同法第18条、第19条の2及び第19条の3の改正規定、同法第19条の4の改正規定（各号列記以外の部分を改める部分に限る）、同法第19条の5、第19条の13及び第19条の15の改正規定、同法第23条の改正規定（「若しくは第2項、第15条第3項」を「第15条第4項」に改める部分に限る）並びに同法第31条の改正規定（同条第3号の改正規定を除

く）公布の日から起算して9月を超えない範囲内において政令で定める日〔平成8年2月1日〕

〔既存添加物に関する経過措置〕
第2条　厚生大臣は、次に掲げる添加物（第1条の規定による改正前の食品衛生法（以下「旧食品衛生法」という）第2条第3項に規定する化学的合成品たる添加物並びに第1条の規定による改正後の食品衛生法（以下「新食品衛生法」という）第2条第3項に規定する天然香料及び一般に食品として飲食に供されている物であって添加物として使用されるものを除く）の名称を記載した表（以下「既存添加物名簿」という）を作成し、これをこの法律の公布の日から3月以内に公示しなければならない。
　一　この法律の公布の際現に販売され、又は販売の用に供するために、製造され、輸入され、加工され、使用され、貯蔵され、若しくは陳列されている添加物
　二　この法律の公布の際現に販売され、又は販売の用に供するために、製造され、輸入され、加工され、使用され、貯蔵され、若しくは陳列されている製剤又は食品に含まれる添加物
　2　何人も、前項の規定により公示された既存添加物名簿に関し、訂正する必要があると認めるときは、厚生省令で定めるところにより、その公示の日から6月以内に限り、その旨を厚生大臣に申し出ることができる。
　3　厚生大臣は、前項の申出があった場合において、その申出に理由があると認めるときは、その申出に係る添加物の名称を既存添加物名簿に追加し、又は既存添加物名簿から消除するとともに、その旨をその申出をした者に通知しなければならない。
　4　厚生大臣は、前項の規定による追加又は消除を行つた既存添加物名簿をこの法律の施行の日（以下「施行日」という）の1月前までに公示しなければならない。
第3条　前条第4項の規定により厚生大臣が公示した既存添加物名簿に記載されている添加物並びにこれを含む製剤及び食品については、新食品衛生法第6条の規定は、適用しない。

〔指定検査機関に関する経過措置〕
第4条　附則第1条第3号に掲げる改正規定の施行の際現に旧食品衛生法第14条第1項又は第15条第1項若しくは第2項の指定を受けている者及びこの法律の施行の際現に新食品衛生法第14条第1項又は第15条第1項から第3項までの指定を受けている者に対する新食品衛生法第19条の12の規定の適用については、施行日から起算して1年間は、同条中「第19条の4第2号から第5号まで」とあるのは、「第19条の4第2号、第4号又は第5号」とする。

〔営業の許可に関する経過措置〕
第5条　附則第1条第2号に掲げる改正規定の施行の際現に旧食品衛生法第21条第1項の許可（同条第3項の規定により有効期間が付けられたものに限る）を受けている者に対する当該許可に係る新食品衛生法第23条の規定の適用については、当該有効期間が経過するまでの間は、同条中「に違反した場合、第21条第2項第1号若しくは第3号に該当するに至つた場合又は同条第3項」とあるのは、「又は第21条第3項」とする。

〔罰則に関する経過措置〕
第7条　この法律の施行前にした行為に対する罰則の適用については、なお従前の例による。

〔その他の経過措置の政令への委任〕
第8条　この附則に規定するもののほか、この法律の施行に伴い必要な経過措置は政令で定める。

カネミ油症事件における食品衛生行政に関する意見書

(2005年9月1日)

■はじめに
カネミ油症事件は、食中毒事件であることが誰にも認識されているにもか

かわらず、食中毒事件として必要不可欠な、届け出、あるいは調査や対策が、ほとんどなされていない。他の食中毒事件でも、いずれかが欠けていたり不十分なために、事件が大きく拡大したり、社会的非難を浴びたりすることが多かったが、ここまで欠如している事件は、カネミ油症事件と水俣病事件以外にはない。水俣病事件は、社会的に大きな注目を浴び、その詳細が調査されてきているが、カネミ油症事件では、なぜこのような事態に至ったのかについては、資料も証言もほとんど残っていない。カネミ油症事件に関して、その問題点を追及することは、人権を不当に侵害され放置され続けた患者の救済につながるばかりでなく、日本の食品保健行政における教訓を明確に提示し、今後の食中毒事件での対応で誤りを繰り返さないように警告するという大きな意味がある。本意見書は、食中毒事件処理としてのカネミ油症事件の問題点を、医師の届け出、食中毒事件としての対策、食中毒事件における調査と報告書、の3点に分類して解説し、今後の事件への取り組みや教訓として提示したい。

■医師の届け出について

　油症研究30年の歩みを記載した『油症研究』（小栗一太2000）には、カネミ油症事件を最初に伝えた1968年10月10日付の『朝日新聞』夕刊が、次のように報道したと記載されている。「大牟田市に住む両親と三人の子供からなるT・Kさんの家族は、ライスオイルが動脈硬化に良いというテレビ広告をみて、1968年の3月に、ある市販のライスオイルを使用し始めた。しかし、同年4月の終わりごろになると、家族全員が全身がかゆくなり、顔や胸、背中にニキビ様の発疹がでるようになった。皮膚は黒ずみ、大量の眼やにが出て急速に視力が衰えてきた。症状は悪化の一路をたどるので、一家は九州大学医学部附属病院の皮膚科を訪ねてみたが、病気の原因は明らかにされなかった。困り果てて、T・Kさんは大牟田保健所に相談に行き、使っているライスオイルになにか毒物が含まれているかもしれないので、ライスオイルを分析してくれるよう依頼をした。一方、1968年8月以後になると、九州大学皮膚科には、T・K一家と同じ症状を示す患者が増加し、患者の診察に当った五島応安医師によれば、これらの患者のすべてが同年の春ごろからなんらかのライスオイルを使っているように思われるとのことであった。ライスオイルが原因ではないかと考

え、五島医師と協力者は油の検査を開始している。また同医師は、彼の皮膚科だけでも30人の患者を治療しているので、この〝奇病〟の流行はかなり広く拡がっていくようだと言っている」。さて、この記事の中からは、九州大学医学部が、かなり以前から患者たちを食中毒患者であると診断していたことが分かる。

　食品衛生法では、食中毒患者発生の届け出を医師に義務づけている。このような届け出がなされることにより、公衆衛生当局はいち早く調査・対策を講じることができるようになる。この届け出義務には、最大で懲役半年の罰則規定が科されることとなっている。食品衛生法は平成15年に大きく改正されているが、懲役半年が1年になったこと以外にこの点に変化はない。改正前の食品衛生法の第27条に規定された「中毒に関する届出、調査及び報告」は、以下のようなものである。

① 食品、添加物、器具若しくは容器包装に起因して中毒した患者若しくはその疑いのある者を診断し、又はその死体を検案した医師は、直ちに最寄りの保健所長にその旨を届け出なければならない。
② 保健所長は、前項の届け出を受けた時には、政令の定めるところにより、調査し、且つ、都道府県知事に報告しなければならない。
③ 都道府県知事は、前項の規定による報告を受けた時は、政令の定めるところにより、厚生労働大臣に報告しなければならない。

　前出の『朝日新聞』の記事を見ても、九州大学医学部皮膚科の医師たちは、この届け出義務を果たしていないことが明瞭である。『朝日新聞』西部本社調査部の資料ノート（1969）には、九州大学病院皮膚科講師の五島応安医師（35）が、8月9日に患者を診察していたことを『朝日新聞』に語っている。彼は「こっそり調べて学界でドカンと発表してやろうと思った」と語ったという。これは、食品衛生法の届け出義務を知らないとしても、明らかな食品衛生法違反である。
　それでは、この医師による届け出は、九州大学皮膚科でいつ頃可能になったのであろうか。九州大学医学部百年史には樋口教授が6月7日に初めて患者（少女）を診察したことが記されている。そして8月上旬には同様の皮膚症状を呈するその少女の両親と姉を診察し、他の3家族からなる9人の患者を診たと

記載されている。このあたりから五島応安医師の考えが出てきたものと考えられる。いずれにしても、医師たちが、いつの時期から中毒患者としての疑いを持ったのかについては、当時の関係者から聞き取ったり、あるいは福岡医学雑誌等の文献を調査したりすることによる検証が必要であろう。また、なぜ届け出が遅れたのかについての調査は、今後のためにも是非必要である。

■食中毒事件としての対策について

　食中毒事件が発生した時には、原因施設、原因食品、および病因物質を明らかにする調査をおこない、できるだけ早期に対策を講じて、患者発生を予防しなければならない。『朝日新聞』の10月10日付の記事には、原因食品がライスオイルであることがすでに示されている。10月11日朝には、北九州市が製造元のカネミ倉庫に販売中止を勧告し、同社からサンプルを取り、立ち入り調査をはじめているので、原因施設がカネミ倉庫であることも早期から分かっていたと考えられる。原因施設もしくは原因食品が判明すれば、調査以外に、対策にも力点を置かなければならない。流通施設も含めた原因施設の営業停止もしくは営業禁止、および原因食品の回収命令である。これらは病因物質が判明していなくても実施しなければならない。10月15日には、福岡県が食品衛生法に基づく販売禁止命令、北九州市は1カ月の営業禁止命令を出している。ところが、患者発生に対して最も直接的な効果があると考えられる回収命令は出されていない。『朝日新聞』西部本社の資料ノート（1969）の10月14日に、「福岡県衛生部と北九州市衛生局は、同日午後の対策会議でカネミ倉庫の製造番号『020330』のカン入り油330カンの出荷先を調べ、回収することを決めた」とあるだけで、その後も、回収命令や他のカネミ倉庫が製造した油の回収の話は出てこない。カネミライスオイルは様々な形態で様々な販売ルートを経て消費者や製造業者に渡っていることがその後明らかになっているのに、回収命令が明確な記録としては残っていないのである。製造・営業を禁止しても回収を徹底しなければ、疾病の拡大は防げない。このことは薬害エイズ事件でも示されたとおりである。

　食中毒事件に関する用語も混乱している。病因物質という通常の用語よりも「原因物質」という言葉が用いられているのである。「原因物質」という単語は、マスコミだけでなく、福岡県などの関連自治体、厚生省も九大油症研究

班も用いている。ケアレスミスとは思えない。11月25日の厚生省第3回米ぬか油症中毒事件対策本部会議の時に初めて「病因物質」として語られている。なお、事件の端緒の概要を記した、厚生省環境衛生局食品衛生課編の『全国食中毒事件録』(昭和43年)でも、カネミ油症事件では「原因物質」という言葉が使われており、この事件の特徴を際立たせている。他の食中毒事件でもあった事だが、病因物質を「原因物質」と混同することは単なる字句の誤りにとどまらず、何が判明していて、それが判明していることによって、どのような対策を取るべきなのか、という非常に重要な点を曖昧にしてしまう効果がある。その結果は、対策の遅れと事件の拡大という取り返しのつかない事態を招いてしまうことは容易に理解できる。なお、厚生省食中毒処理要領には「原因食品、病因物質の区別を明瞭に行なう」べきことが明瞭に記載されている。

　すでに述べたように、営業停止や回収命令などの対策には病因物質の判明は必要条件ではない。事件当時の記録を追うと、大規模な食中毒事件による混乱と言うよりも、食中毒事件処理の手順が熟知されていなかったのではないかと考えられる。とりわけ九州大学は、食中毒事件処理を理解していなかったようで、『朝日新聞』報道直後の10月14日に「油症研究班」という原因食品が名前に入った研究班を立ち上げ、「原因究明」を行うという奇妙なことをやっている。食中毒事件における原因に関して、ほとんど考えたことがないからできたことなのであろう。

　いずれにしても食中毒事件処理の実際を知らないこの九大油症研究班が10月19日に早々に出した「診断基準」が後々まで、多くの無用な混乱を招き、1万人以上の未認定食中毒患者を出すという食中毒事件処理としての破綻を来すことになる。

　なお『朝日新聞』西部本社の資料ノート(1969)には「1968年11月16日、厚生省、農林省はいずれも有機塩素剤が原因物質であると断定する」という記載と、「1968年11月25日、厚生省の米ぬか油中毒事件対策本部(本部長　金光厚生省環境衛生局長)は『中毒原因の食品はカネミ倉庫製油部が製造したライスオイルと断定した』と中間結論を発表」という記載を載せている。これはどう考えても順序が逆転していると考えられ、このような経過になった事情はぜひ明らかにされるべきである。なお、ここでも「原因物質」という言葉が用いられている。

■食中毒事件における調査と報告書について

　カネミ油症事件において、標準的な食中毒調査がなされていない点と報告書がない点が一番今日の混乱を招いている。そもそもこれだけの大食中毒事件にもかかわらず、カネミ油症事件の最終的な報告書が残されていないのは驚きである。おそらく作成されなかったのではないかと考えられる。これは本意見書でもすでに紹介した食品衛生法27条に定められている事項が、ほとんど履行されていないことを意味する。カネミ油症事件の報告は、事件の端緒の概要が『食中毒事件録』（昭和43年）に残るのみである。

　カネミ油症事件は原因食品の特定や販売ルートの解明に関しても、九大油症研究班と行政当局（主に、福岡県、北九州市、厚生省）の役割分担がはっきりしていない。しかし、それ以上に、食中毒患者数の把握に関しての役割分担がはっきりしていない。そもそも食中毒事件処理は、行政が行うべきなのに、九大油症研究班に振り回されている感が否めない。

　10月14日に結成された九大油症研究班は、10月19日に「診断基準」を発表した。この診断基準には、様々な症状が記載されているものの、そのような症状が「and」でつながれるのか、それとも「or」でつながれるのかが明示されていない。「and」でつながれるか「or」でつながれるかでは、患者と見なされる人数が大きく異なってくることは医師・専門家でなくても誰にでも想像できる。要するにこの診断基準は、診断基準の体をなしていないのだ。このような基準の存在下に厚生省は次のような決定をおこなった。「1968年11月4日、厚生省は早急に中毒症状の認定機関をつくり、中毒患者かどうかの最終的な決定を一元的に行うことを決める」（『朝日新聞』西部本社調査部1969）。通常の食中毒事件では、認定機関など存在しない。それは、喫食歴があり症状がある患者が、もしその喫食歴がなければ症状があったのか、それともなかったのか、どちらかを決めることは原理的に不可能だからである。なぜ原理的に不可能かは別項に詳細に記しているので参照して頂きたい（津田2005）。通常の食中毒事件では、曝露しかつ関連症状がある患者（曝露有症患者）を、食中毒患者として数え上げる。もちろんカネミ油症事件における「診断基準」では、患者数の正確な数え上げなど到底不可能である。

　さらなる問題は、前代未聞のこの事件で、どの症状が関連症状なのかを決

め、その症状を満たしていないが曝露歴があり何らかの症状がある患者を「食中毒患者（油症患者）ではない」ことを決めることは、10月19日の時点でも、11月4日の時点でも不可能であったということである。そしてそれを我々が科学的に知るためには、曝露歴がある者と、曝露歴がない者との、症状の違いを比較するデータが必要なのである。そのデータがカネミ油症事件では集められていないのである。現在に至るまで集められていない。

　ところでこのようなデータは、集めることは当時でも十分可能であり、通常の食中毒事件では集められている。食中毒処理要領でも示されている「原因食品の疫学調査」だ。この中身は、症状の有無を調べるいわゆる症状調査と、この結果判明した患者及び健康者について摂取した食品を、摂取時間別に調べるいわゆる喫食調査である。逆にこの疫学調査データがない限り、曝露有症者を定められないし数えられない。ましてや「診断基準」で患者を「認定」したり「棄却」したりなど、到底不可能なのである。現在に至るまで集められていないので報告書がないのか、報告書がないからデータの存在も分からないのか、そのどちらなのかすら判明していない。

　さらに、基準の冒頭には、「本基準は、西日本地区を中心に米ぬか油使用に起因すると思われる特異な病像を呈して発症した特定疾患（いわゆる「油症」）に対してのみ適用される。したがって、食用油使用が発症要因の一部となりうる皮膚疾患に適用されるものではない」と記されている。誰もが知るように、通常の食中毒事件の病像は、特異なものではない。非特異な症状なのである。さらに冒頭に続いて、基準には「発症参考状況」として、「1米ぬか油を使用していること」、「2家族発生が多くの場合認められる。これが認められない場合は、その理由について若干の検討を要する」、「3発病は、本年4月以降の場合が多い」、「4米ぬか油を使用してから発病までには、若干の期間を要するものとおもわれる」と曖昧な記述がある。どのような症状が生じてくるのかと併せて、この「発症参考状況」に関するデータ的な裏付けも全く残っていない。全体の疫学調査が欠如しているからだ。

　届け出者数と油症患者数の大きな隔たりは、このような食中毒事件処理を無視した非科学的な多数の誤りによって生じた。

　厚生省食品衛生課の杉山は、食品工業誌（1969）に、カネミ油症事件に関して、「油症についての報道がなされるにつけて、届出者は日ましに増加した。

とくにヒ素説が発表された直後は1日1,000人以上の届出者があり、10月22日には1万名を突破し、ついに1万4000名に達して、昭和32年（津田注：昭和30年が正しい）のヒ素入りドライミルク事件の規模を上回るものとなった。届出者の地理的分布も九州、四国、中国の全域をはじめ、近畿地方も含めて23府県におよんだ。これらの届出者に対して、各府県衛生当局は医師会、地方大学などの協力を得て、保健所を中心として広範な疫学調査、患者検診などが実施された。それらについて詳述することはさけるが、疫学調査を実施した対象者数は1万4,181名、さらにそれらの結果に基づいて精密検診を受診したものは2,208名に達した。精密検診の結果（昭和44年3月20日現在）は確症625名、疑症97名、要観察者9名で疑症も含めての油症患者数は722名となり、届出者に対して5.1％であった」と述べている。杉山が取り上げている昭和30年のドライミルク事件は、患者数が1万2000名を超えているのであり、「届出者」ではない。またカネミ油症事件で届出者と油症患者を分けた論理が記載されていない。そもそもすでに述べたように診断基準に根拠は全くない。杉山は、「科学的根拠」、「科学的手段」と、科学的であることを論じているが、油症診断の根拠は示していない。また、病因物質と「原因物質」の両方の言葉を用いている。

　まとめて言うと、カネミ油症事件は事件処理の不十分さと報告書の欠如により、以下に示す厚生省食中毒処理要領の記載事項がほとんど守られていないことになる。行政当局による告発は行われたものの、その証拠物件、とりわけ個々の患者に関する証拠物件は決定的に不足している。この不足は、主に九州大学油症研究班の診断基準による異常な患者処理により招かれたものである。

① これらの処理が行われた後においても、必ず反省、検討を加え、再び同じような事故が発生しないように、その教訓を事後の食中毒予防対策のなかに生かすようにしなければならない。
② 食中毒事件が引き起こされた状況よりみて、責任追及の必要があると考えられるとき、その他行政上司法処分の必要があると認められるときは、検察当局に文書または口頭をもって、証拠物件を添えて告発を行うものとする。
③ 事件の調査結果をもとにして、将来の資料として評価し、記録を十分完備、保存することが必要である。また、統計報告（調査票、事件票

など）諸報告（速報、詳報）など作成の基礎となった資料は十分整備し、これらの事例の集積によって、今後の防止対策を講じるために役立たせなければならない。

■おわりに

本意見書は、カネミ油症事件の食中毒事件処理としての問題点を、医師の届け出、食中毒事件としての対策、食中毒事件における調査と報告書、の3点に絞って書いた。これらの点だけでも、事件の拡大、回収の不徹底、食中毒患者の数え上げの間違いなど、決定的な食中毒事件処理の間違いが教訓として読み取れる。関係者が存命しているかどうか不明な点はあるが、元油症研究班長・勝木司馬之助氏、元厚生省食品衛生課長・野津聖氏、元厚生省食品衛生課・杉山太幹氏、元九州大学皮膚科・五島応安氏、元九州大学公衆衛生学教授・倉恒匡徳氏などの聞き取りを行い、事件の教訓を余すことなく示す必要性を、本意見書を作成するにあたり強く感じた。

■参考文献

赤木勝友：カネミライスオイル事件(2)その1『食品衛生研究』23(4)；405-418.

朝日新聞西部本社調査部：資料ノート第一号、『カネミ油症事件』1969年12月23日.

来生新：食品衛生法と行政指導『食品衛生研究』34(9)；841-855.

九州大学皮膚科：『カネミ油症事件』In:九州大学医学部百年史

小栗一太、赤峰昭文、古江増隆編：『油症研究-30年の歩み』、九州大学出版会、福岡、2000.

厚生省環境衛生局長通知：食中毒処理要領の改正について　昭和39年7月13日、環発第214号

厚生省環境衛生局食品衛生課編：昭和43年、『全国食中毒事件録』1968年.

杉山太幹：ライスオイル事件(1)『食品衛生研究』1969；783-797

杉山太幹：食品衛生法の歩み、第3回　ライスオイル中毒事件『食品工業』1969(7上)：66-69.

近寅彦：PCBによる人の健康に及ぼす影響『食品衛生研究』23(5)；515-538.

津田敏秀：日本の医学医療と公害事件-認定審査会は原理的に個人の「認定」に関する新しい知見をもたらさない『科学』2005;75:586-591

第6章　YSCの調査活動と資料

1　女性調査

■はじめに

　カネミ油症被害者支援センター（以下YSCと略記）は、1999年より油症被害者との交流を始め、その後、原田正純熊本学園大学教授を班長としてYSC主催の自主検診が長崎県や広島県、福岡県などで実施されるようになった。この時から、被害者の現在を深く理解するために、YSCスタッフは生活状況に加えて健康状況について直接被害者より聞き取りを行うようになった。

　この調査の中で、被害者が三十数年経っても多様な疾病を抱えて苦しんでいることを知り、中でも女性の訴えには心を強く動かされた。被害者が、全国油症治療研究班が実施している定期検診に対して最も不満を訴えた点は、油症発生直後の劇症症状（全身的な湿疹、歯や爪などの色素沈着、眼のマイボーム腺の分泌過多）などが現在に至るまで認定基準とされ、他の症状を訴えてもなかなか取り上げられないということだった。とりわけ、女性特有の疾患に関しての訴えはほとんど相手にされず、定期検診から足が遠のくばかりだったという。

　そこでYSCスタッフは、専門家ではない私達こそ被害者に謙虚に学び、さまざまな病状を聞くことが出来るのではないかと考え、女性被害者、男性被害者、そして約10年後に発生した台湾油症被害者へと調査を広げて実施してきた。

　本報告は、2002年から2005年までの調査をもとに作成した。その結果、当初の予想以上に多様な疾病が明らかになったが、その多くは油症被害に特徴的とはいえない一般的な症状だった。正に「全身病」との表現がふさわしく、全身にわたる疾病だったが、罹患者の率では一般人と比べて桁違いに高く、1人で多くの疾病を抱えていることが明らかになった。以下その結果について、2003年に発表した女性被害者中間報告、2005年末までの第2次女性調査の順に報告する。

■中間報告（第1次調査集計）2003年2月
【調査概要】
調査実施期間：2002年7月～8月

調査対象：油症被害者の女性（認定・未認定を含む）
　　　　　汚染油に曝露した時期が乳児期、胎児期の人、2世女性も含む
アンケート用紙：150名に配布（郵送、手渡し）59名回収
回答者構成：年齢　2002年現在（20歳～80歳）、汚染油曝露時期（胎児期～41歳）
　　　　　　認定患者50人、未認定患者9人

　調査の目的は、35年後のカネミ女性たちの健康状態を、生殖機能を中心に探ることにあった。油症恒久医療救済対策協議会の矢野夫妻のご協力により認定被害者を中心に、ご夫妻が長年にわたり発掘を続けている未認定被害者も含めて郵送によるアンケート調査を実施した。2003年2月の調査中間報告の時点では、150人へのアンケート郵送に対して59人（うち未認定9人）の回答を集計した（表1）。そして、年齢を符合させたコントロール集団（対照）とそれを比較した。この報告はマスコミで大きく報道され、女性被害実態を示す表1は国会で取り上げられ、カネミ油症問題の質問に使われた。

　その年、これまで各省庁でばらばらに扱われてきたカネミ問題に対する厚生労働省、農林水産省、環境省の3省連絡会議が発足した。その後、女性調査の回答人数が65人に増え、2003年8月には米国で行われたダイオキシン国際会議でその実態を報告した。

　ここではまず、当初発表した59人についてまとめた第1次調査の報告をする。なお、PCBやダイオキシンのような毒物は、曝露する年齢によって影響の現れ方も異なる可能性があり、被害者が汚染油を摂取した年齢に注目して集計と分析をした（表1）。

【主な結果】
多様な女性の生殖影響
　［結果1］　被害女性の約半数49％（29人）（対照20％：12人）が医者より婦人科の病気を診断され、過去35年間に通院、入院、手術のいずれかの経験があった。
　診断された病名は、子宮内膜症（5人）、卵巣ガン（1人）、卵巣嚢腫（1人）子宮筋腫（2人）、びらん（2人）、子宮頸部異形成（1人）、乳ガン（1人）、更年

表1　カネミ油症女性被害者健康調査　　＃異常ありと回答したが具体的記述なし　＊油摂取年齢不明

	年齢 現在（歳）	カネミ油を摂取した年齢と年 年（S昭和）	年齢（歳）	認定	婦人科（手術・入院・通院）	生理の異常	妊娠・出産の異常	甲状腺の異常
1	80-	s.38	41	○	乳ガン	生理不順・下腹部痛	流産	甲状腺摘出
2	75-79	s.40	41	○	#	#		
3		s.43	43	○		生理出血多い		
4		*		○	卵巣手術	#		
5		s.42	40	○	不正出血	#		
6	70-74	s.42	37	○				甲状腺腫れ
7		s.44	37	○	#	#	流産	
8		s.40	33	○			カンシ分娩	甲状腺機能低下
9		s.42-43	35-36	○		#		
10		s.43	36	○				
11	65-69	s.43	34	○				
12		s.37	27	○		#		甲状腺異常
13		*		○			やや黒い赤ちゃん	
14		s.38-39	28-29	○		生理激痛（鎮痛剤）	未熟児	
15		s.42	31	○	#	#		
16		*		○	#	生理下腹部痛	死産	
17		s.43	32	○	過多出血	血の塊多い		甲状腺腫瘍
18		*		○				
19		*		○		#		
20		s..43	31	○	#	少し固まった出血		
21		s.43	31	○	びらん	#		
22		s.43	31	○	おりもの	どす黒い出血		
23		s.42	30	○	子宮頸部異形成・子宮摘出	不正出血・激痛	流産	
24	60-64	s.42-43	30-31	×	#	下腹部痛	黒い・流産	
25		s.42-	28	○	陰部帯状疱疹	黒い赤ちゃん・早産	#	甲状腺異常
26		s.42	28	○	子宮筋腫・左卵巣摘出	不正出血・腹痛		
27		s.43	28	×	粘膜異物除去	不正出血・激痛	黒い赤ちゃん	
28		s.43	28	○	子宮内膜症・子宮筋腫	血の塊		甲状腺ガン
29		s.38	21	○		生理激痛・吐き気	黒い赤ちゃん	

作成2003年　カネミ油症被害者支援センター　（中間報告会資料）

主な病気・症状			
肝臓・腎臓・膀胱・腸など	心臓・血管・肺・気管支など	関節・骨・歯・痛み	神経・目・耳・皮膚・その他
	狭心症・高脂血症		ヘルペス・アレルギー
		腰痛	
	心臓手術		めまい・頭痛・吹き出物
		腰痛	頭痛・蓄膿・痔
			体内温度変調
膀胱炎	高脂血症・心臓弱い	顎関節症	
慢性腎炎・カリウム血症			
胆石・腎臓病・胃腸病	高脂血症	腰痛	自律神経失調症・不眠・白内障・皮膚炎
			頭痛・油症症状
	高血圧	腰・膝・全身痛	皮膚炎
		腰、膝痛・肩こり・背中痛	歩行困難
胆石・腎臓病・急性腸炎	心筋梗塞・喘息	筋肉痛・腰痛	不眠・アレルギー
		膝痛・歯槽膿漏	外耳炎・吹き出物
		五十肩・座骨神経痛・腰痛	頭痛
肝臓障害		手足の痛み	頭痛・吹き出物
胃潰瘍・潜血反応・血沈数値高		腰の冷え・手のしびれ	自律神経失調症・不眠・白内障・皮膚炎
	肺炎	関節痛	手首に脂肪塊
		関節痛・指関節症	頭痛・不眠
	高コレステロール・気管支拡張症		
膀胱炎	糖尿病・高血圧・眼底出血	足の膝の関節痛・軟骨減	便秘
	大動脈弁置換	関節痛・歯全滅	めまい・身体障害者
膀胱炎	喘息		頭痛・吹き出物
血清肝炎・慢性胃炎	高血圧	変形性両膝関節炎・足痛	
GPT上昇			耳なり・立ちくらみ・めまい
胆嚢炎	高血圧・過換気症候群		メニエール病※・頭痛・めまい
C型肝炎・肝臓病	心房細動	関節リウマチ	
			不眠・自律神経失調症・更年期障害・粘膜過敏
胃潰瘍・腸ポリープ			メニエール病・突発性難聴・自律神経失調症
		腰痛	

30	55-59	s.42	23	○		過多月経・激痛	黒い赤ちゃん	
31	50-54	s.43	20	○		出血量多い・激痛	黒い赤ちゃん・カンシ分娩	バセドウ病
32		s.42-43	17-18	×	子宮内膜症・更年期障害	不正出血・生理不順	初期流産（多数）	
33		s.39	13	○		おりもの多い		
34	45-49	＊		○	おりもの	#	妊娠なし	甲状腺肥大
35		s.39	8	○			妊娠なし	
36		s.43	12	○	卵巣ガン	不正出血		
37		＊		×	卵巣嚢腫	#	早産・流産・死産	
38	40-44	s.37	4	○		#	妊娠なし	
39		＊		○		#		
40		s.42	9	○		生理不順		
41		s.40	7	○	子宮内膜症	生理激痛		
42		s.40	6	○	子宮内膜症	生理激痛（薬）	微弱陣痛	
43		＊		○	更年期障害		妊娠なし	
44		s.40	5	○		#	流産4	
45		＊		○		#	流産1	
46		＊		○				
47		＊		○	びらん	#	妊娠なし	
48		s.43	6	×	前置胎盤・胞状奇胎	#	流産2・新生児死亡1	
49	35-39	s.42	4	○			帝王切開	バセドウ病
50		＊		○		#	妊娠なし	
51		s.40	2	○		#	妊娠中毒症	
52		s.43	4	○		#	やや黒い・未熟児	
53		s.42	2	○	子宮内膜症	#	微弱陣痛・帝王切開	
54		s.43	3	×		腰痛・腹痛	妊娠なし	
55		＊		○		生理不順		
56		＊		○	生理不順	おりもの多・腰痛腹痛		
57	30-34	s.43	0 胎児	×	無月経・無排卵	レバー様の血塊		
58	25-29	s.42-43	母曝露後6-7年	×		生理痛	蘇生・黄だん	
59	20-24	＊		×		生理激痛	未婚	

	出血過多	腰痛	声がでない・痰づまり
腎炎	高脂血症	頸椎椎間板症	多発性乳腺のう肥
胆嚢炎	百日ぜき・喘息		化学物質過敏症・アトピー・花粉症
胆石			
		腕・背中痛	皮膚病
胆嚢炎・膀胱炎		リウマチ	蓄膿症
急性腸炎			
		リウマチ・関節痛	
		筋肉痛・腰痛・顎関節症	微熱
	不整脈	関節炎	パニック症候群
胆嚢ポリープ・胃潰瘍・食道潰瘍・腎臓病			
	動悸・冷や汗		不安感・パニック症候群
		頭痛・腰痛	
		つっぱり・頸椎ヘルニア・足・腰しびれ・起立困難	
		頭痛・腰痛・しびれ	
		腰痛	便秘
GOT/GPT上昇		肩こり・背中痛	頭痛
膀胱炎			虫刺され後治らず・湿疹
			視力低下
		膝痛	発汗症・目の異常・難聴
腎盂炎・胸膜炎			耳が遠い・視力低下
腎炎・過敏性大腸症候群		肋間神経痛	自律神経失調症・食欲不振
腹痛	脂肪塊	腰痛	頭痛
急性肝炎			
		背中・肩痛・椎間板症	めまい
腹痛			頭痛
血尿・腹痛		腰痛	便秘・アレルギー・中耳炎・頭痛・下痢

※メニエール病：耳鳴りや難聴を伴うめまい発作で始まり、聴覚と平衡感覚の機能が低下する。

©緑風出版

期障害（2人）、不正出血（6人）などで、表1に示すように子宮や卵巣を摘出した被害者が3人いた。生殖系への影響は人によって多様であり、卵巣や子宮の異なった病気として医者で診断されていた。すでに動物実験の結果（メスザルの実験）でも、ダイオキシン入りの餌を同じく投与すると影響の現れ方が異なり、反応の個体差が大きいことが浮き彫りにされている[1]。

生理の異常は深刻

［結果2］ **87％（49人）の被害女性**（対照53％：31人）**が生理について、不正出血、生理痛、生理不順、過多月経など、ひとつ又はそれ以上の問題を抱えていた。**

その他にも、黒い血の塊がでる、黒ずんだ出血、生理が1カ月に20日以上も継続するなどが報告された。本調査では、子宮内膜症と診断された油症女性が5人いた。しかし、医者でそのように診断されていない多くの被害者が、過多出血、不正出血、腰痛など、子宮内膜症と類似した異常を報告していた。子宮内膜症の予備軍ともいえる月経異常を抱えた潜在患者の拡がりが油症女性には見られた。

油症女性の性機能については、1971年に調査が実施されている。その報告「油症と女性」[2]によれば、過半数に生理周期の異常がみられ、油症発症により生理が順調から不順へと変化していた。そして、油症発症から35年後の本調査では、生理周期の異常があるとの回答した被害者は49％（29人）と約半数にのぼり、発症数年後とほぼ同様の結果であった。また、生理の周期、持続期間、出血量や痛みのいずれかの異常があると回答した被害者は87％だった。それは、ダイオキシンにより30年以上前に攪乱されたホルモン機能の変化が、正常な機能に戻るどころか、むしろ不可逆的な変化となっていることを示している。

胎内で曝露した女児が無月経に

［結果3］母親の胎内で曝露した女児に成長後、生理の異常があらわれ、無月経、無排卵となっているケースがあった。その数は、中間報告以後に集まった回答で増加し、性染色体異常と診断された被害者の娘（カネミ2世）の存在は注目に値する。

メスザルの実験では、ダイオキシンが卵巣の機能を衰えさせ、発情周期を遅らせること、流産、死産を増加させるとの報告がある[3]。またヒトでは、流産防止剤DESに胎内で曝露した女児が子宮奇形や膣ガンを発症したことが、重大な環境ホルモン問題として多くの人の関心を集めた。この油症のケースでは、母親の胎内で曝露した女児に、十数年後に無排卵、無月経などの生殖機能異常が現れた。その事実は、胎盤を経由した汚染の影響の危険性を示唆している。

油症女性の甲状腺疾患

　[結果4] 被害者9名（15%）（対照3%：2人）が甲状腺の病気に罹っていた。医者で診断された病名は甲状腺機能低下、バセドウ氏病、甲状腺腫瘍、甲状腺ガン、甲状腺肥大、甲状腺異常などだった。

　すでに動物実験では、ダイオキシンによる母親の甲状腺機能の異常が、仔の多動症などの神経症、発達異常や低体重、先天奇形などをもたらすことが示されている。この問題については、1989年、油症患者の甲状腺機能調査により甲状腺ホルモンT3（ヨードサイロニン）、T4（サイロキシン）の上昇が報告され[4]、1999年には、甲状腺刺激ホルモン（TSH）の上昇[5]が報告されている。また、2001年に油症治療研究班の増田義人[6]は、酵素誘導及びホルモン異常により発生したと考えられる油症患者の血清トリグリセライド、サイロキシン、免疫グロブリン、及びリンパ球の炭化水素水酸化酵素などの異常が30年以上継続していると報告している。

　本調査においても、油症女性に多様な甲状腺の病気が現れており、次世代調査でも油症の子どもに〝低身長〟が多くみられた。母親の甲状腺機能の異常が、子どもの成長抑制につながったのではないかと考えられる。すでに、台湾油症では甲状腺腫が被害者の男女に多いことが報告されている[7]。

幼い時の曝露と子宮内膜症

　[結果5] 2歳〜7歳の乳幼児期、幼年期にカネミ油を摂取した4人の被害女性が、成長後に子宮内膜症を発症した。その他にも、幼い時に曝露して成長後に卵巣ガンや子宮筋腫になった女性がみられた。

　大人になって発症した子宮内膜症と、十数年前に曝露した化学物質とのつ

ながりを推定する事は困難だが、この4人の油症女性は、乳幼児期にPCBやダイオキシンに曝露し、成長後に上記の病気を発症している。これらの例は、乳幼児期に誤って毒物を摂取することが、後の人生に生殖器官の疾患をもたらす可能性を示唆している。

また、本調査には含まれていないが、YSCが2002年に実施した未認定被害者の調査では、幼い時にカネミ油が健康食品で身体によいと薦められ、油を生で摂取した40歳前後の女性が、私たちの訪問直後に子宮頸ガンで亡くなるという痛ましい出来事があった。これは、被害者の体に30年以上も居座り続けた毒物が、悪影響を及ぼし続け命を奪った可能性も否定できない。少ない事例だが、ダイオキシンの遅発影響が疑われる悲しい出来事である。

黒い赤ちゃんの出生
［結果6］20～33歳の妊娠、出産時期に曝露した油症女性の大多数（85%）が生理の量や日数に異常があり、どす黒い血の塊がでるなどと答えた。60%の女性が婦人科の病気の診断を受けていた。さらに、妊娠、出産の異常が多く、黒い赤ちゃんが7人生まれている（うち死産2人）。

［結果7］油症被害以前の妊娠では、妊娠件数の3%が流産、3%が人工中絶だったが、油症被害後は、妊娠85例のうち流産、死産、人工中絶をあわせて24%、新生児死亡4%と4分の1以上の妊娠件数が出生・生存に結びつかなかった。

ダイオキシン汚染により流産、死産が増加した事例は過去に世界各地で報告されている。日本では、油症被害により黒い赤ちゃんが出生したとの報告は多々あるが、油症恒久医療救済対策協議会による被害者の調査[8]によれば、これまでに100人近くの黒い赤ちゃんの出生が報告されている。今回のYSC調査により、妊娠、出産の適齢期の女性がダイオキシンなどに曝露した後、流産、死産、黒い赤ちゃんの出生が増加する実態が明らかになった。

全身病としての油症
［結果8］油症女性は全身に多様な病気を抱えている。婦人科疾患、甲状腺疾患の他に関節痛、パニック障害、眼や耳の異常、歯、皮膚、骨、自律神経失

調症などの神経症状、心臓病、高脂血症、腎臓病、肝臓病など多器官におよぶ。

　表1に示すように、油症女性は1人で5つも6つも異なった器官の病気を抱えている。その被害の多様性と全身性は、ホルモン系の攪乱がそれと密接に関係する免疫系や神経系にも影響を及ぼしている様子を示している。35年前の被害発生時には、塩素痤瘡や爪や歯の色素沈着、眼のマイボーム腺の分泌過多など限られた症状のみが油症症状として認められた。その後1972年の油症認定基準の改定により、PCBやPCQの血中濃度の異常が追加されたが、その基準が、ダイオキシン被害の初期症状しか問題としていないことは明らかである。数十年に及び油症の被害者を苦しめている全身への影響は、今日でも全く考慮に入れられていない。今回の調査は、35年後の被害者にPCB・ダイオキシンの慢性毒性が、我々の想像を超えた様相を呈して現れうることを示している。

【参考文献】

(1) Barsotti D A, Abrahamson L J, Allen J R. Hormonal alteration in female rhesus monkeys fed a diet containing 2, 3, 7, 8-Tetrachlrodibenzo-p-dioxin. Environ.Contam.and Toxicol. 21: 463-469 (1979)

(2) 楠田雅彦「油症と女性―米ぬか油中毒症婦人の性機能に関する研究―」『産科と婦人科』38：1063-1072（1971）

(3) Allen J R, Barsotti D A et al. Reproductive effects of halogenated aromatic hydrocarbons on nonhuman primates. Annals of the New York Academy of Science. 320: 419-425 (1979)

(4) Murai K, Okamura K, Tsuji H et al. Thyroid function in "Yusho" patients exposed to Polychlorinated Biphenyls. Environ. Res. 44: 179-187 (1989)

(5) 辻博、佐藤薫他「油症患者における免疫機能の検討」『福岡医誌』90：147-149（1999）

(6) 増田義人「油症患者におけるPCBs　PCDFsの30年間の変遷と症状」『福岡医誌』92（5）：149-152（2001）

(7) Y L Guo, Mei-Lin Yue et al. Chloracne, Goiter, Arthritis, and Anemia after Polychlorinated Biphenyls Poisoning: 14-Year follow-up of the Taiwan Yucheng Cohort. Environmental Health Perspectives 107: 715-719 (1999)

(8) 矢野忠義「カネミ油症被害者が調査したPCBおよびPCDF（ダイオキシン類）による被害の実態」油症恒久医療救済対策協議会作成（2001）

■第2次女性被害者　調査報告（2005年末）
【調査概要】
調査期間：2002年7月～2005年12月
調査対象者：被害者群　回収数　75人：有効調査票数　70人
回答者構成（20～80歳）

前記の中間報告にさらに調査票を加え、母親世代（カネミ1世）の結果を現在まで整理したものについて記載する。ここでは、調査結果を数値化しグラフ化を試みた。カネミ被害発生が、新聞発表（1968年10月）以前の1966～67年頃であると訴える被害者もいるが、1968年を境としてデータ処理をした。

女性生殖器関連疾病について
－生理時の異常－

生理の異常について尋ねた結果を図1に示す。調査票に記載された全ての回答をもとに、総数に対する割合（延べ人員率）で表した。記載ナシは一般女性の対照群では96％だったが、被害者群では半数近くに留まり、87％が生理痛を強く訴え、不正出血は27％を示し、過多月経は30％だった。

－生殖器関連の疾病－

生殖器関連疾病で入院や通院の経験も設問に加えたが、入院が70人中12人（17％）、通院は29人（41％）だった。

生殖器関連の疾病に罹ったことがある人は、70人中約52人（74％）で、疾病名は子宮筋腫、子宮内膜症、無月経、無排卵、前置胎盤、子宮ガン、卵巣ガン、子宮後屈症、子宮頸部異形成、不正出血、子宮・卵巣摘出、生理開始注射など多様だった（図2）。

性ホルモンとの関連を検討する目的で、初潮を境にして区分けした。生理開始後に油を摂取した群と、初潮前に摂取した群と分けグラフ化したものが図3である。疾病の種類、罹患率に明瞭な差のあることが明らかになった。初潮後に油を摂取した女性（46人）では、乳ガン、手術、卵巣手術、子宮頸部異形成、子宮筋腫、子宮摘出、子宮内膜症などがみられた。中でも、子宮摘出とだけ記載した人が5人（11％）いるが原因は明らかではない（図3）。

図1　母親生理の異常

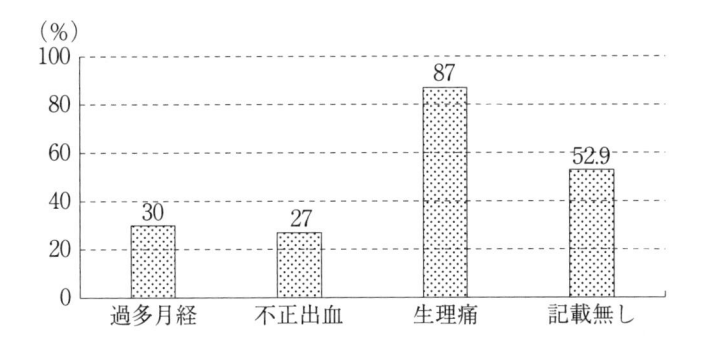

(%)
- 過多月経: 30
- 不正出血: 27
- 生理痛: 87
- 記載無し: 52.9

図2　生殖器関連疾病罹患率（女性被害者、70人）

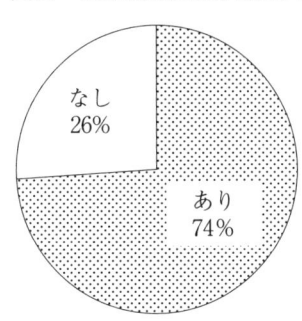

- あり 74%
- なし 26%

＊被害者の症状ありの疾患名は子宮筋腫、子宮内膜症、生理不順、無月経、無排卵、前置胎盤、子宮ガン、卵巣ガン子宮後屈症、子宮頸部異形成、不正出血、子宮・卵巣摘出、生理開始注射など
＊生理に伴う腰痛・頭痛を含め96％
＊被害者の14％は子宮・卵巣・乳房の摘出手術を受けている
＊数え切れないほどあると記載した人、2名

図3　初潮前と後の油摂取の影響

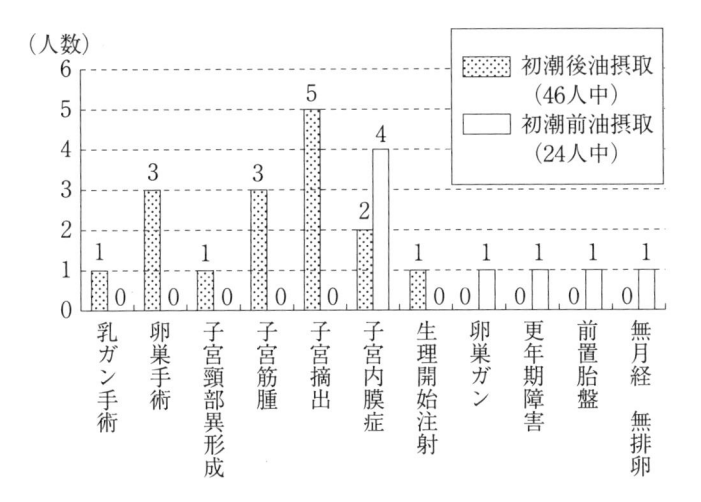

(人数)　凡例：初潮後油摂取（46人中）／初潮前油摂取（24人中）

項目	初潮後油摂取	初潮前油摂取
乳ガン手術	1	0
卵巣手術	3	0
子宮頸部異形成	1	0
子宮筋腫	3	0
子宮摘出	5	0
子宮内膜症	2	4
生理開始注射	1	0
卵巣ガン	1	0
更年期障害	0	1
前置胎盤	1	0
無月経　無排卵	1	0

©緑風出版

カネミ油症　過去・現在・未来

これに対して、油を摂取した後に初潮を迎えた人（低年齢層24人）の疾病名は、子宮内膜症、卵巣ガン、更年期障害、前置胎盤、無月経、無排卵であった。子宮内膜症は初潮後に摂取した人と初潮前に摂取した人に見られたが、後者の方がやや多かった。
　この結果は、外因性の女性ホルモン様物質の身体への取り込みとその影響が、子宮内膜症などの病気の発症に関与している可能性を示唆している。今後さらに多くの調査を実施して詳細な検討が必要である。さらに、12歳の初潮前に油を摂取して卵巣ガンになった人、また、8歳頃に油を摂取して45歳という若さで更年期障害になった人がいた。

2　男性被害者調査

■中間報告より

　2003年夏、女性調査に続き男性被害者へのアンケート調査を実施した。38年前の事件当時は30〜50歳代の働き盛りで、家族を抱えての裁判等で闘った被害者たちも既に高齢を迎えている。今回の調査への関心はとても高く回答者の65％は65歳以上であった。調査の結果では、女性調査と同じく1人で何種類も病気に罹っていることが明らかになった（表2）。

　中間報告の時点で40人を集計した。そこから一部分を抜粋した表2で示すように、幼い時の曝露の影響はきわめて深刻であった。0歳の時に汚染油に曝されたケース、10代、20代の若い時期に曝露したケースをいくつか示した。表の一番上の男性は、1968年当時に母親の胎内で曝露した2世である。母親の話では黒い赤ちゃんとして生まれ、子どもの時は多動症や学習障害で親や学校を困らせ、成人してからもこの男性の健康上の問題はとても深刻である。尿道炎や尿漏れなどの泌尿器系の症状、皮膚の症状、視力の問題などで2003年（35歳）現在も独身である。
　その他、10代、20代で曝露した男性は、自律神経失調症や腎機能や前立腺の異常、不整脈や狭心症など全身におよぶ疾患に悩まされている。10代で曝露し、31歳で脳梗塞や胃ガンを発症した被害者もいた。

表2　男性健康調査（一部抜粋）2003年夏　実施　　カネミ油症

	現在の年齢	汚染油摂取年齢	これまでの病気・症状・けが	
1	35歳	0歳前後・胎児	大腸炎 (20歳頃まで毎日下痢) 学習障害 多動症 皮膚の感覚が鋭い	尿道炎・尿漏れ 口内炎 両眼手術 手指骨折・鎖骨骨折 塩素痤瘡（クロルアクネ※） (左側頭部から睾丸まで)
2	41歳	10歳未満	胃潰瘍・ポリープ 腸にガスがよくたまる 腎臓の機能が悪い 視力が弱い	歯槽膿漏・歯茎が悪い 男性機能が気がかり 眼、尻のまわりに脂肪塊
3	44歳	10歳未満	脳梗塞（31歳） 胃ガン（31歳）	歯が真っ黒 痛風（35, 36歳頃〜）
4	49歳	10代	肺ガン（43歳）	
5	50歳	10代	手足のしびれ 慢性下痢 17歳頃、30歳頃血尿 尿路結石（47歳） 眼のまわりの脂肪切除 不整脈（40歳頃）	慢性的腰痛・頭痛 (14歳〜15歳頃) 常に疲労感 目やに・眼のかゆみ・ にきび・ふきでもの
6	51歳	10代	自律神経失調症 (23歳から) 視力低下（40歳〜） 歯が抜ける（20歳〜現在） 不整脈（50歳〜） 頭痛・腰痛（20歳〜現在）	皮膚病（顔面のにきび） (14歳〜現在) 多発性関節炎 狭心症 歯周病 結膜炎
7	54歳	10代	自律神経失調症 内痔核手術 前立腺	貧血 アレルギー性鼻炎 頭痛・腰痛
8	60歳	20代	脳梗塞（53歳） 前立腺炎（65歳）	歯が抜け出し（53歳）現在7本 皮膚かさかさ・節々痛い
9	64歳	20代	メニエール（35歳〜現在） 胃潰瘍 完全右脚ブロック 心室性外収縮 高血圧 腰痛（35歳〜現在）	首の後ろ脂肪塊 (38歳〜現在、手術) 尿酸高い（40歳〜現在） 痛風2回 慢性湿疹
10	70歳	30代	自律神経失調症 手足のしびれ めまい 脳梗塞3回 胃潰瘍 胃弱 下痢・便秘 腎盂炎 前立腺炎	頭痛・頭重 頭部神経痛・腰痛 椎間板ヘルニア けがが数回 塩素痤瘡 (背中・尻・ほお) 口内炎 大動脈瘤症 不整脈
11	75歳	40代	前立腺肥大（55歳） 難聴・メニエール・めまい (55歳) 呼吸困難・気管支炎・ (70歳)	副睾丸炎（74歳） 糖尿病（65歳） 大腸ポリープ（73歳） 膀胱炎（73, 74歳） 喘息・背中の寒気
12	77歳	40代	脳梗塞（59歳） 胃炎（44歳） 肝炎（44歳）	糖尿病（44歳） 視力異常・臭覚減退（65歳） 転倒骨折（70歳）

※クロルアクネ：ある種の塩素化合物との経皮、経口接触による痤瘡様発疹

©緑風出版

■2005年末　調査集計

　男性被害者アンケート調査について、2005年末までに有効調査票数54名の集計を行った。

　調査票に記載された疾病名を系統別にまとめた。同じ人が幾つかの疾病を記入しているケースも、各系統別では1人と数えて全有効数に対する人数（％）

図4　疾病の系統別罹患率（男性被害者）

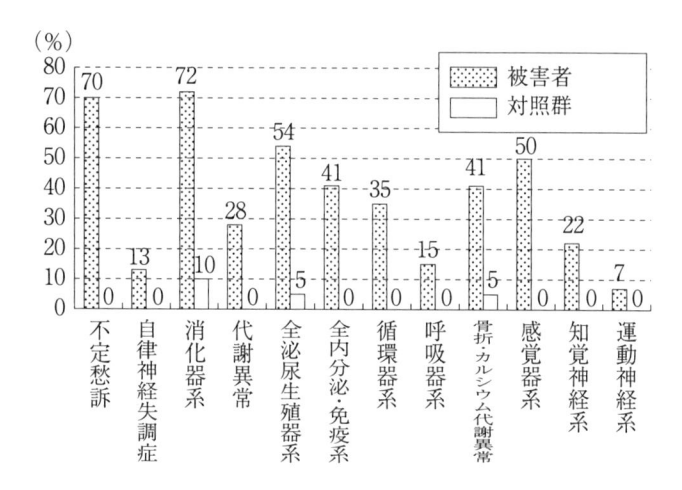

系統	被害者	対照群
不定愁訴	70	0
自律神経失調症	13	0
消化器系	72	10
代謝異常	28	0
全泌尿生殖器系	54	5
全内分泌・免疫系	41	0
循環器系	35	0
呼吸器系	15	0
骨折・カルシウム代謝異常	41	5
感覚器系	50	0
知覚神経系	22	0
運動神経系	7	0

図5　疾病の系統別罹患率（女性被害者）

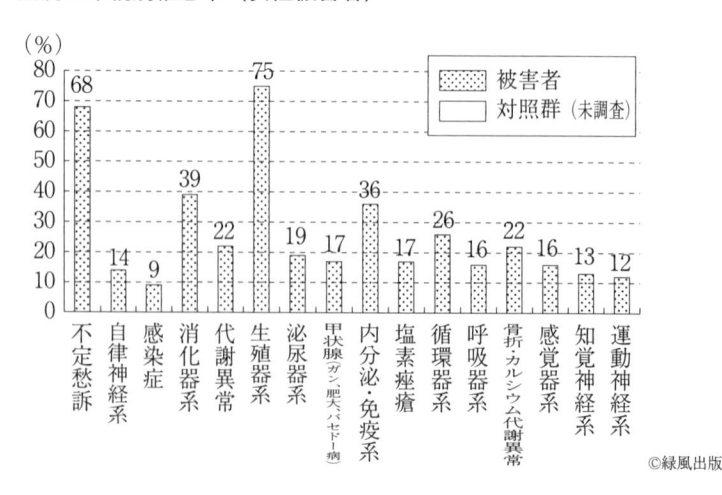

系統	被害者	対照群（未調査）
不定愁訴	68	
自律神経系	14	
感染症	9	
消化器系	39	
代謝異常	22	
生殖器系	75	
泌尿器系	19	
甲状腺（ガン・肥大・バセドー病）	17	
内分泌・免疫系	36	
塩素痤瘡	17	
循環器系	26	
呼吸器系	16	
骨折・カルシウム代謝異常	22	
感覚器系	16	
知覚神経系	13	
運動神経系	12	

©緑風出版

で算出し図4に示す。また、比較のために女性についても系統別罹患率を図5に示す。

　男性被害者の場合、罹患者数が多い方から不定愁訴、消化器系、全泌尿器系、感覚器系と続く。一方、対照群では、消化器系、全泌尿器系（前立腺関連の疾病も含む）と骨折のみであった。不定愁訴には、頭痛、腰痛、いらいらなどが含まれる。一般的には、自律神経失調症も不定愁訴に加えるものもあり、それに従うならば83％の人が不定愁訴で苦しんでいる。次いで消化器系には胃潰瘍、胃ガン、肝臓ガン、肝硬変などを含みあわせて72％であった。続いて泌尿生殖器系、感覚器系、骨折カルシウム代謝異常の順となった。骨折は、その原因が転倒など神経系によるものも含めた。椎間板ヘルニアなどもカルシウム代謝異常とした。前立腺ガンや前立腺肥大、機能低下など相当数あり、全泌尿器系に含めて表示した。

　ガンを詳細に見ると、調査時に85歳で前立腺ガン、膀胱ガン、肺ガンを経験した男性がいた。その他肺ガンが3人、胃ガン、前立腺ガン含めてガン罹患者は延べ7人だった。胃潰瘍が多く20人、肝硬変・脂肪肝などの肝臓疾患が10人。前立腺ガン、前立腺肥大、前立腺機能低下などの前立腺関連疾患は19人（35％）だった。

3　次世代影響——PCB・ダイオキシン被害は次世代まで

■はじめに

　被害者訪問を繰り返すことにより、汚染した油を直接摂取していない被害者の子どもにも深刻な被害が及んでいることが明らかになった。背骨が曲っている、歯が生えてこない、生理がおかしい、など心と体に数多くの異常を訴えている子どもが多くみられた。

　PCBやダイオキシン類は、強力な環境ホルモン作用が疑われ、動物でも親に毒物を与えると、仔には生殖や行動の異常などが報告されている。ヒトの場合もその影響が危惧される。

　2005年5月、YSCはこれまで実施してきたいくつかの健康調査をもとに次世代影響を考察した。利用した情報は2002年〜2005年のアンケート調査と日弁連への人権救済申し立て、聞き取り調査である。

■調査のまとめ方

具体的には、回収されたアンケート調査から油を摂取した時期（曝露時）が結婚前の男女90人を選んだ。次世代影響を考える意味で毒物の曝露から結婚、そして次世代の出生への過程を辿る必要があったからだ。90人は曝露年齢が0歳から22歳までの被害者である。彼らについて、本人の病状だけでなく、結婚の有無、子どもの有無、子どもの健康状態に関する情報を調査した。

■カネミ1世

カネミ1世とは直接自分で油を摂取した被害者である。本調査ではまず、0歳から22歳までの90人について結婚と子どもの有無についてまとめた。結果は図6に示した。独身は21人（23.3％）と約4分の1。既婚は58人（64.4％）。そのうち離婚5人（5.5％）、子なし13人（14.4％）、被害後に病気により死亡は3人（3.3％）であった。

油の摂取時期の内訳は、青年期　19～22歳（9人）、思春期　12～18歳（27人）子供時代　6～11歳（30人）、乳幼児期　0～5歳（24人）。摂取した年齢によりどのような健康影響がみられるのかを考察した。その結果、とくに乳幼児期に食した24人中23人（95.8％）が重い病気を患っていた。

それらの病気は：白血病（1人）、精巣減少症（1人）、クローン病（1人）、メニエール病（2人）、バセドウ病（1人）、子宮内膜症（2人）、重度貧血（1人）、

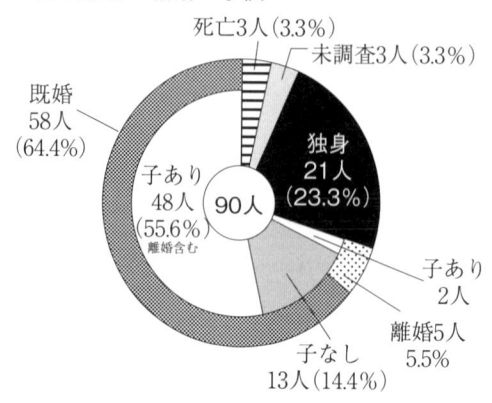

図6　1世の生存・結婚・子供

死亡3人（3.3％）
未調査3人（3.3％）
既婚58人（64.4％）
子あり48人（55.6％）離婚含む
独身21人（23.3％）
90人
子あり2人
離婚5人5.5％
子なし13人（14.4％）

©緑風出版

出血性突発性潰瘍（1人）、思春期遅発（初経始まりが遅い）（1人）、卵巣嚢腫（1人）、急性肝炎・肝臓病（3人）、乳ガン（1人）、眼底出血（1人）、チョコレートのう胞（1人）、静脈瘤（1人）、難聴（1人）、ヘルニア（1人）、腎盂炎（1人）、胸膜炎（1人）などだった。とくに出血性、潰瘍性の炎症などが目立った。その他に、思春期に曝露した被害者に自律神経系の疾患、子ども時代（学童期）に曝露した被害者に生殖機能への影響などさまざまな病気がみられた。それらは、幼い時、若い時に毒物に曝露した影響が、十数年後に現れる危険性を示している。

■カネミ1世から2世の誕生

1世から2世の誕生に至る過程で、全妊娠の件数の4分の1（85人中23人）以上が出生前後に死亡した。

1世の妊娠件数85中20人（23.5％）が死産、流産、中絶により生前に死亡し、生後には新生児死亡で3人（4％）、4分の1以上の2世が死亡している。2世として生存しているのは現在62人である。カネミ2世の妊娠（カネミ3世の出生）についても、20人中、流産・死産は4人、新生児死亡1人、生存15人となり、やはり妊娠件数の4分の1が出生前後に死亡している（図7）。

■カネミ2世

2世が汚染油に曝露した経路は、父のみ、母のみ、父母の3通り考えられる。図8に示すように、父母ともカネミ被害者であったのは16人（25％）、母のみが39人（60％）、父のみが10人（15％）だった。

図9が示すように、未だ若年齢の2世についても85％が何らかの病気を医者に診断されており、病名を複数回答した人も多くいた。報告された病気を分類すると以下のようになる。父のみが曝露した場合、母のみの場合で目立った差はみられなかった。

(1) 生殖機能にかかわる疾患

無月経、無排卵、性染色体異常、生理激痛、ペニス短く太い、生理不順、産道発育不全、幼児からの子宮出血、思春期遅発（初経が遅く始まる）、包茎、子宮内膜症など

(2) 成長、骨、歯、耳などの疾患

図7　2世出生・生存（85人）
　生存 72%
　新生児死亡 4%
　流産・死産・中絶 24%

図8　2世の曝露経路（65人）
　父母より 25%
　父より 15%
　母より 60%

図9　2世の健康状態（65人）
　未調査 6%
　異常なし 8%
　ひとつ以上症状有り 85%

©緑風出版

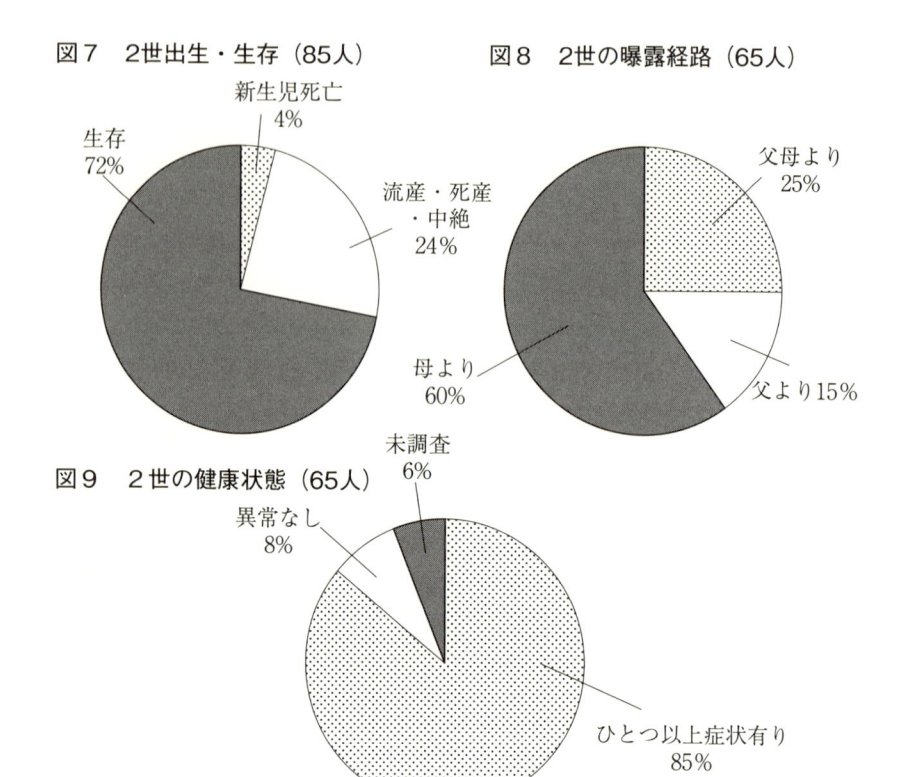

　低身長、低体重、未熟児、乳歯が自然にぬけない、永久歯が2本生えない、爪が変形、二枚爪、骨折しやすい、背骨曲る、股関節脱臼、難聴、メニエール病、頸椎椎間板ヘルニア、骨髄腫、中耳炎、出生時に歯がある

(3)　その他、神経系や免疫系、ガンなど
　自律神経失調症、神経症、集中力ない、多動症、学習障害、心臓中隔欠損、川崎病、心臓疾患、胆嚢が悪い、弱視、より目、目の異常、パニック症、角膜ガン、膀胱ガン、肥満、抜け毛

　上記の病気の中に性染色体異常や産道の発育不全などの2世がいることは重大である。かつて流産防止剤デスを服用した女性の子どもに深刻な生殖影響が現れたことが、環境ホルモンの次世代影響として注目されている。カネミ2世

の問題もまた、ホルモン攪乱物質の次世代への影響の危険性を警告している（表3）。

■2世調査結果から気づいたこと

(1) 母が食した時に胎内にいた黒い赤ちゃん8人中2人は、出生後に死亡し、生存した6人には表3に示すように、生殖系や神経系などに重い健康被害がみられた。

(2) 父母とも曝露した2世（16人）の被害はとくに深刻である。

(3) 曝露後20年〜30年経過した両親、父、母から生まれた2世にも影響がみられた。それは、母親が毒物を摂取時に胎内にいた子どもだけでなく、その後に生まれる子どもにも影響を及ぼすことを示している。

　　最近の知見では、毒物により遺伝子に傷がついたり、その発現が影響を受けたりすることが明らかになりつつある。それは、ひとたび傷ついた遺伝子の影響がその数十年後に生まれた子にも引き継がれる可能性も示唆している。

(4) 2世の中に「低身長」が8人、中耳炎が8人と多くみられた。ダイオキシンによる甲状腺機能の攪乱はよく知られているが、「低身長」は母親の甲状腺機能攪乱も一因と考えられる。また、中耳炎はありふれた疾患とみられがちだが、オランダのダイオキシンやPCB汚染の子どもへの影響調査では、子の免疫機能低下との関連で頻発する可能性が指摘されている。

(5) 2世62人（生存）中53人（85％）が一つ以上の疾患、症状をもっている。中でも、生殖機能、骨や歯、成長への影響、神経系への影響などが目立った。

■まとめ

今回のカネミ油症の次世代調査では、PCBやダイオキシンの影響は、直接毒物を摂取した汚染1世だけでなく、2世にも及ぶことが示された。それは、油症が、生殖にかかわる機能をふくめた全身に損傷を与え、子供に毒性が移行することを意味している。

油症2世の中で、九大油症治療研究班が油症被害者と認定したのは、本調査

表3　カネミ油症　次世代の健康調査　2005.5作成

両親曝露◎、母のみ曝露○、父のみ曝露△、

	2世出生年	現在年齢	性別	カネミ2世（本人）健康上の問題	3世（子）健康上の問題	曝露
1	1964	41	男	背骨曲がる	子2（女1・男1）	◎
2	1968	死亡	男	黒い赤ちゃんで出生・事故死／22歳で入院		◎
3	1968	死亡	男	股関節脱臼・度々高熱入院点滴・高2で死亡		◎
4	1968	37	男	黒い赤ちゃんで出生・学習障害・両眼手術・塩素ざそう・多動症・尿道炎・口内炎・大腸炎（下痢）・骨折（手足・鎖骨）・皮膚感覚鋭い・ペニス短く太い		◎
5	1968	37	女	赤黒い赤ちゃんで出生・メニエール病・自律神経失調症・低身長・中耳炎・骨の変形（脊髄）・無月経・無排卵（治療して妊娠）・頚椎の椎間板症・足の指の骨髄腫・乳歯が自然に抜けない・色黒・産道の発育不全	子2人（男1、女1：肝臓が少し大）	◎
6	1968	37	男	メニエール病・難聴・左耳不自由（胎児曝露）	子3（異常なし）	◎
7	1968	37	女	黒い赤ちゃん。仮死状態で出生・気管支炎に明け暮れる・目脂ひどく・喘息繰り返す・病弱		◎
8	1968	37	女	真っ黒い赤ちゃん・未熟児・低身長		◎
9	1969	36	男	低身長・色黒		◎
10	1970	35	男	肋間神経痛・高尿酸値・緑内障・包茎手術・気管支炎・眼手術・色黒・あざ	子1（男1：あざ）	◎
11	1970	35	男	胃腸炎・胃潰瘍・不登校・神経症・粘膜過敏		◎
12	1971	34	男	乳歯は生えたが永久歯が生えない（前歯2本）		◎
13	1972	33	女	出生時に歯が生えていた・未熟児・低体重		◎
14	1972	33	女	生理激痛・生理不順・アレルギー	子1	○
15	1973	32	女	生理痛・生理不順・アレルギー・アトピー	子2	○
16	1973	32	女	弱視（視力低下）・低身長		◎
17	1974	31	女	出生児歯が生えていた・未熟児		△
18	1975	30	女	生理痛・生理不順・中耳炎	子1	○
19	1976	29	女	低身長		○
20	1980	25	女	右手指の爪が2枚あり手術・舌が短く言語困難あり・爪の変形・ひどい金属アレルギー		△
21	1980	25	女	子宮内膜症・パニック症候群・		○
22	1981	24	男	20歳で膀胱ガン・肝臓機能が悪い・抜け毛・胆嚢が悪い・歯茎黒・脂症		○
23	1982	23	男	寄り目で黒目が隠れる		○
24	1982	23	女	中耳炎・肥満・生理激痛・抜け毛・腎臓が悪い・血尿・吹き出物・腰痛		○
25	1983	22	女	低身長・心臓疾患・中耳炎・染色体異常（無月経）		○
26	未確認		女	高2で発病		△
27	1985	20	男	骨が折れやすい		△
28	未確認		男	未調査		○
29	1985	20	男	未調査		◎
30	1985	20	女	肥満・その他調査中		◎

31	1986	19	女	強度の弱視		○
32	1986	19	男	弱視・川崎病		○
33	1986	19	女	少しアレルギー		△
34	1987	18	男	内臓が弱い・風邪ひきやすい・弱視		○
35	1987	18	男	特になし		△
36	1987	18	男	喘息		○
37	1988	17	男	アレルギー		○
38	1988	17	男	肥満		○
39	1988	17	男	アレルギー		○
40	1988	17	男	帝王切開		○
41	1989	16	女	低身長・色黒・脛が痛い		○
42	1990	15	男	未調査		○
43	1990	15	男	心臓中隔欠損		△
44	1990	15	男	アレルギー・小児喘息・低体重・乳歯がなかなか抜けない		○
45	1990	15	女	過換気症候群・腎臓が悪い（生後3カ月）・初経開始が遅い（15歳）		△
46	1991	14	男	未熟児・低身長		○
47	1991	14	男	未調査		○
48	1991	14	男	アトピー・中耳炎・よく発熱・学校休みがち		○
49	1992	13	女	原因不明の子宮出血・下痢・高熱・月に2回生理・中耳炎		○
50	1992	13	男	重いアトピー		△
51	1992	13	男	異常なし		△
52	1993	死亡	女	出生後死亡		○
53	1993	12	女	角膜ガン		○
54	1993	12	男	喘息・腸が弱い・頻尿		○
55	1993	12	女	打撲したような紫斑がよくでる		○
56	1995	10	女	喘息・風邪をひきやすい		○
57	1995	10	女	特になし		○
58	1995	10	女	中耳炎・虫歯になりやすい		○
59	1996	9	男	特になし		○
60	1996	9	男	集中力なし・目に異常・幼児より眼鏡		○
61	1997	8	男	肝臓が少し大きい・下痢と便秘・喘息・アトピー・アレルギー		○
62	1999	6	女	風邪こじらせ呼吸困難など		○
63	1999	6	男	アレルギー・好き嫌い激しい・発熱しやすい・咳・アトピー		○
64	1999	6	女	未調査		○
65	1999	6	女	喘息・中耳炎・歯並び悪い・アトピー・虫歯になりやすい		○

© 緑風出版

65人の中1人（事件直後死亡）である。そもそも食中毒を認定することには問題があり、しかも"被害が次世代にまで及ぶ"ことまで想定されてこなかったので、次世代への影響まで専門家の関心も向けられていない。しかし今回の調査は、今後のダイオキシン・PCBによる油症被害者の恒久救済に対しては、次世代を含めた実態把握と抜本的な対策が必要であることを示している。それらを今後、有害化学物質の予防措置に活かす責務が、日本政府をはじめ関係者に求められている。

4　骨と歯の健康調査から

　骨と歯の健康調査は、2000年よりの聞き取り調査と2004年10月実施したアンケート調査の内容をまとめたものである。
　私たちが30年以上を経過した被害者の調査に臨んだ大きな理由は、PCB・PCDF（ダイオキシン類）被害としての油症被害者を知ることであった。初めて被害者を訪問したのは2000年3月の自主検診だったが、杖をついたり、足を引きずったり、支えられながらの歩行や、手や脚の曲りなど、骨に支障をきたしていることがうかがえた。家族の中でも、両親や子どもたちにまで骨や歯の疾患が広がっていた。
　交流会などでは、腰痛、膝痛、上肢・下肢の痛み、くるぶしの痛み、突発性起立障害、全身の骨の痛み、手足のしびれ、手指の痛みなどの訴えが続き、家庭訪問では、全身の骨の痛みや夜間の激痛、手指の切断、骨の壊死による歩行障害、変形する下肢、両脚の切断などが聞かれた。
　発症時に小学生や中学生だった子どもたちの間では、骨端症（骨の先端が壊死をおこす）、骨膜炎、骨髄炎が多発したことは知られているが、突然の転倒や起立困難、登下校時や校内、路上、乗り物の中などで倒れたことも多々あったという。また発症後数年は全く身長が伸びず、その後もあまり伸びなかったことなどが各地で聞かれた。
　その子どもたちは、今では働き盛りの年齢を迎えているが、手足のしびれ、骨の痛み、腰痛、長く歩けない、疲れやすい、など仕事に支障をきたしているとのことである。特に手足のしびれ、手指の痛みの訴えが多く、ペンが持てない、字が書けない、物を落とす、などの訴えも多く聞かれた。

各地で聞かれた真珠性の疾患（皮膚の垢などが袋状の嚢になる）は、内耳の化膿や、脳への影響で20代から寝たきりになるなど極めて深刻な病態だった。また、歯の疾病も油症発症後の歯肉の膿瘍、歯の欠損、歯茎の色素沈着、永久歯の早期喪失、歯槽膿漏などがみられた。特徴的には6歳での永久歯喪失、20代での総入れ歯、1カ所に3本の歯芽、歯間の膿腫、歯骨の隆起、歯肉膿瘍の手術（繰り返す）、2世、3世への影響などだった。2世、3世に骨の疾患が増えていることから、今後は歩行困難者が増えることが予想される。
　調査を表4にまとめたが、37年間の苦しみはとてもそこから読み取れるものではない。2世、3世も含めた被害全体像の根本的な、そして、心ある訪問調査、追跡調査が早急に必要である。また、治療法開発、未然防止のためにも、被害と向き合う医学者、科学者、環境学者、社会学者、被害者、市民、などで構成された「研究チームの設立」が必要であろう。

■聞き取り調査による症状
【発症時の症状】
・骨端症、骨膜炎、骨髄炎が多発した、くるぶしが玉子大に腫れた、ちょっとしたことでつまずき骨折した、歯茎が黒くなった、歯磨きをしただけで前歯が4本折れた、多指症で生まれた、爪が黒くなった、爪が縦に割れた（化膿した）、爪が波うった、巻き爪となった（化膿した）、咳をしただけで肋骨が折れた、下肢の骨に脂肪が付着し取り除く手術をした、骨折で治療通院したがなかなか治癒しなかった、ちょっとしたことで骨折し治らず悪化した（手指、足指の切断）、掌せき膿胞症（手のひらや足の土踏まずに無菌性の嚢胞ができる）が発生した。

【2世や3世の症状】
・生まれた子どもは歯が生えていた、生まれて数日後に歯が生えた、歯がなかなか生えなかった（歯根に油のう）、歯並びが異常に悪かった（横向き、二重、前後逆に）、爪が二重に生えた、背骨が曲っている、骨折しやすい、虫歯が多い、乳歯が自力で抜けない、永久歯が生えてこない、乳歯の順番が違って生えた、長く歩くことが出来ない、手足のしびれがある、腰痛、永久歯が生えたがすぐに抜けてしまった、身長が伸びない、骨が変形する（手、指、

表4　歩行困難者の実例（26人記入：男性14人　女性12人）

性別	年齢	発症時年齢	歩行困難 ○	骨・筋肉・手足の症状	歯の症状
男	85	49	○	巻き爪（現在まで繰り返す）、全身の骨の痛み、関節痛、手足のしびれ・痛み（治療しても治らない）、下肢骨折（53歳）、肋骨骨折（54歳）、骨の痛み（58歳）、全身の痛み（60歳）、手指の変形	歯根に油のうが出来た、歯が欠け落ちた、永久歯を失った（50歳）、57歳で総入れ歯となった、歯茎が腫れた
男	84	48		ひじの骨が変形し真っ直ぐにならない、親指の変形、爪が割れる、筋肉の腫れ・痛み（現在に続く）	
男	78	42	○ 寝たきり	足がふらつき転倒し骨折（腰骨）、腰痛（常時）、関節痛、手足の痛み、筋肉痛、ひきつり	発症時に歯が欠け落ちた
男	77	41	○	脚の痛みが続く、足を使えない（未認定者）	
男	74	38		変形性脊椎症（53歳の時）、腰痛、坐骨痛、手足の筋肉痛、頚椎・背骨の筋肉痛、全身の痛み、脚の痛み、根性坐骨神経痛、新認定者	
男	74	38	○	足親指骨折、手足のしびれ、腰痛（入退院を繰り返す）、骨折の悪化	50代で総入れ歯
男	72	36	○ 寝たきり	手足のしびれ、頭のしびれ、全身のしびれ（常時）、不眠、リウマチ（68歳）	
男	72	36	○	椎間板ヘルニア（40歳）、左足生指関節炎、ガンクリオン症※、手足のしびれ、背筋痛症、全身の痛み、ひきつり、けいれん	ホーロー質が溶ける、神経に影響、侵食、殆どが入れ歯である
男	71	35	○	腰痛（発症時より）、指先のしびれ・痛み、大腿屈筋から腹部（脇）にかけて激痛あり、上腕部筋肉痛、手足のしびれ・けいれんのため現在入院中（H17年7月）	
男	68	32	○	全身の骨の痛み（38歳）、腰痛で入院（49歳）、ヒ骨神経マヒ（64歳）、手足のしびれ・手のふるえ（病院で原因不明と言われる）針と灸に通院	
男	67	31	○	手指の変形、手足のしびれ、爪の変形、関節痛	発症時に歯が欠け落ちた、現在も歯茎に脂肪のかたまり
男	60	24	○	第5腰椎分離症（30歳）	
男	54	18	○	多発性関節リウマチ（30代から）、手指・足の変形、手足のしびれ、関節の痛み、全身の骨の痛み	

性別	年齢			症状	歯の症状
男	52	16		爪の縦割れ・変形、足首の関節痛(20代から)、多発性関節炎と診断(20代)、関節痛で眠れない	歯根に油のうが出来た、20代で歯の間隔が広がった、永久歯を30代で失った、30代で奥歯前歯を失った、歯茎が現在も腫れる(現在2〜3本残る)
女	89	53	○	手足の痛み、リウマチ(68歳)	永久歯を早く失った(60歳)
女	82	46	○	両肩の痛み、腰痛、筋肉のひきつり、手足のしびれ、足指の痛み、指のしびれ、膝関節痛(激痛)、針と灸の治療	
女	81	45	○	手指・足指・爪の変形、坐骨痛、腰痛、脚の痛み、骨がもろくぽろぽろになっている(医師の診断)	発症時に歯が欠け落ちた、子どもの歯がなかなか生えなかった
女	76	40	○	脚の変形、手足のしびれ・痛み、関節痛	発症時歯がぼろぼろになった 49歳で総入れ歯となった
女	75	39	○	手足のしびれ、関節痛(通院しても治らない)	
女	74	38	○	骨粗しょう症(55歳)、膝関節炎ヘルニア(66歳)、脚の変形、手足の痛み・しびれ、筋肉痛、坐骨痛、背骨・首の痛みで日常生活に支障、針と灸に通院	
女	70	24	○	手足のしびれ・痛み(30代から)、脚の痛み、関節痛、筋肉痛、筋肉のひきつり、腰痛、全身の骨の痛み	歯根に油のうが出来た、油症発症10年後に歯茎が黒く腫れ切り取った、2年後に繰り返し再度切除、49歳で歯が無くなった
女	69	33	○	脚の骨の痛み(39歳頃から座ることも立つことも困難)、腰痛、関節痛、手足のしびれ・痛み、脚の変形(原因不明と医師に言われる)	発症時歯がぼろぼろになった
女	67	31	○	両膝の軟骨減少(64歳)、手指の変形、関節のずれ、大腿骨のずれ、腰痛、膝痛(痛みが激しく正座出来ない)	歯茎の腫れ・出血、永久歯を早く失った、総入れ歯(60歳)
女	67	31	○	骨粗しょう症(40歳)、右手首骨折、腰痛、爪の変形・縦割れ、両膝変形性関節症(H16年入院手術)、両膝関節機能障害	歯根に油のうが出来た、30代より永久歯に異常(歯肉炎、歯槽膿漏)、永久歯を失った(36歳)、現在上10本下9本に歯骨(残根)がある
女	65	29		足指の変形、関節の腫れ、腰痛(30歳位から)、巻き爪(繰り返す、化膿)、ひきつり、手足のしびれ(45歳頃から)	歯根に油のうが出来た、永久歯を早く失った(37歳頃から)
女	56	20	○	手足のしびれ、腰痛、関節痛、手首の痛み(ガンブリウム)、足親指の化膿(手術現在も脂肪が出る)	歯茎が現在も黒く腫れる

※ガンクリオン：結筋腫、筋腫のことで袋状のこぶが手首、手指、足首、ひざなどにできる。

© 緑風出版

脚)、手指に力が出ない（字が書けない）、直射日光に当たると皮膚が黒変する、20代で総入れ歯となった、直射日光に当たると皮膚が赤色化しかぶれを起こす、股関節脱臼で死亡（17歳）、1カ所に3本の歯芽、体が小さく黒い皮膚で生まれた、身長が伸びない、骨折しやすい、歯槽膿漏となった、乳歯が抜けて1年以上経つが永久歯が生えてこない、虫歯が多い。

【現在に続く症状】
・歯茎の色素沈着、歯骨、油のうが出来る、骨の変形（手指、腕、足、脚、頸、背骨、腰骨など）、手指・腕・足・脚・顔面のしびれ、けいれん（加齢により重症になっている）、爪が白色化し退化している、骨髄腫の発病、現在も巻き爪となり化膿する、全身の骨の痛みが多くなっている（夜間の痛み）、骨の壊死による手術（頭部、下肢、肩甲骨）、骨の壊死による死亡（両足切断、全身の骨の黒化、肩甲骨）、耳の奥に真珠性の脂肪塊が出来た（聴力を失った）、真珠性の脂肪塊が頭部に広がり脳に影響した、掌せき膿胞症（真珠性）とその後の影響、鼻腔性骨肉腫で鼻の骨に影響した。

【調査を通して（問題点）】
・全身的に骨がもろくなっている、全身的な骨の痛みが続いている、骨端に影響を及ぼしている、慢性的な疾患となっている、数種類の骨の病気を併発している、歩行困難者が多い、骨の病気による寝たきり被害者が各地に存在する、2世、3世に影響を及ぼしている、治癒困難である。

5　ケース・スタディ——家族票から見えてくる油症被害の実態

　カネミ油症の被害は、決して直接油を食べた人の身体的被害だけではなく、次世代を含めたものである。しかも、この事件は彼らの全人生におよび生きる権利を侵害している。しかし、これまでの被害調査は、同じ食卓を囲んだ子、直接食べていない孫、家族の生活全般におよぶ被害までは注目して来なかった。
　そこでYSCは、それらの影響を明らかにするために、ケース・スタディとして家族別個票を作成した。今回はサンプルを掲載したが、今後50ケースを目標に作成している。

2世や3世の身体の不調は、親のPCBやダイオキシン被害とはけっして無関係とは言い切れないことがそこから読みとれる。さらに、早死に、自殺、事故死、独身、離婚、子どもがいない、出来ない、望まない、兄弟が少ないといった状況の背後には、油症のために家事・育児・介護・職場労働が充分に出来ないといった身体的被害は勿論のこと、精神的、経済的、社会的な基本的人権を蝕む被害があり、それが世代を越えて続いていることが読み取れた。

　今日まで、一般的に食中毒の影響が次世代まで及ぶという認識はなかったが、油症事件はダイオキシン・PCBの人体影響に新たな問題を提起しているといえる。今後　世代を越えた広い受診の機会を、被害者だけでなく次世代にも提供する必要があるだろう。また、被害の全体像を把握するためには、医療関係者をはじめ、関係者は被害者に学ぶといった謙虚な姿勢が大切である。また、未確認の部分もあるが、同じ家族の中に認定と未認定の人がいるケースがある。その根拠は明らかではないが、食中毒の認定自体の過ちに加え、油症被害者の恒久的救済には根本的見直しが必要である。

　家族個票の作成にあたり、女性、男性調査、聞き取り調査、骨と歯の調査、人権救済申し立て書の内容を参照した。

　表の見方：　カネミ1世（直接汚染油を摂取）
　　　　　　　カネミ2世（両親の片方、または両方が油を摂取）
　　　　　　　カネミ3世（カネミ2世から生まれた子）
　細線　　　親子の血のつながりを示す線
　太線　　　汚染物質を摂取した親と子を結ぶ線

表5　カネミ家族個表

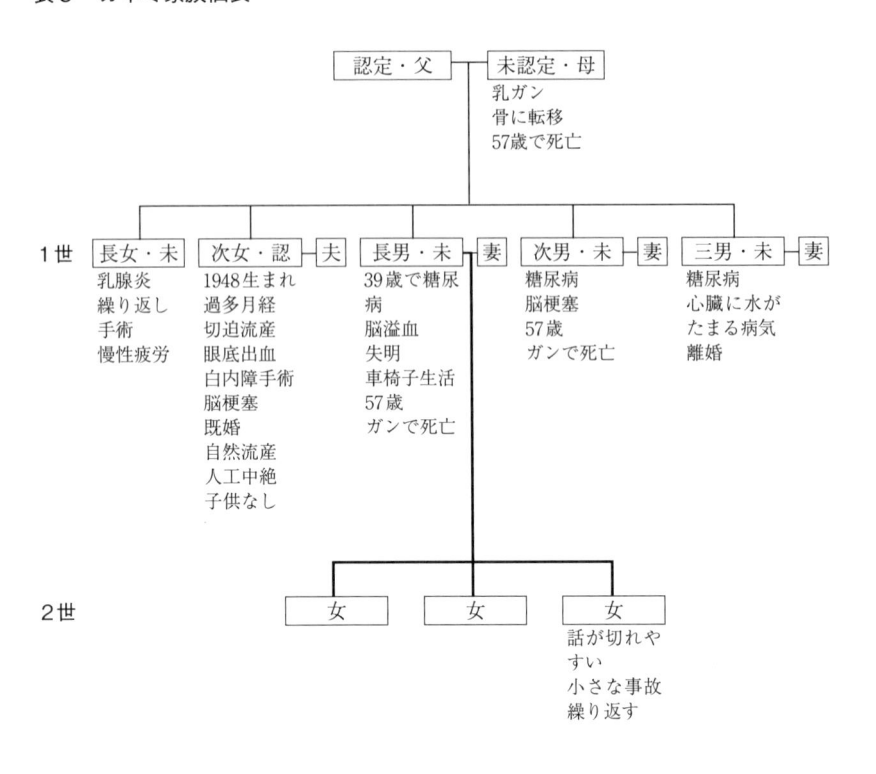

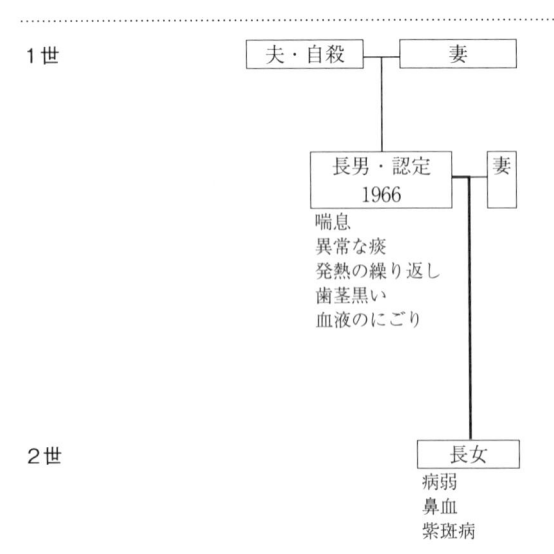

```
1世  ┌認定・父┬未認定・母┐
              │乳ガン
              │骨に転移
              │57歳で死亡
```

	長女・未	次女・認―夫	長男・未―妻	次男・未―妻	三男・未―妻
1世	乳腺炎 繰り返し 手術 慢性疲労	1948生まれ 過多月経 切迫流産 眼底出血 白内障手術 脳梗塞 既婚 自然流産 人工中絶 子供なし	39歳で糖尿病 脳溢血 失明 車椅子生活 57歳 ガンで死亡	糖尿病 脳梗塞 57歳 ガンで死亡	糖尿病 心臓に水が たまる病気 離婚

2世（長男の子）
- 女
- 女
- 女　話が切れやすい／小さな事故繰り返す

1世　夫・自殺―妻

　　　長男・認定　1966―妻
　　　喘息
　　　異常な痰
　　　発熱の繰り返し
　　　歯茎黒い
　　　血液のにごり

2世　長女
　　　病弱
　　　鼻血
　　　紫斑病

1世

夫・認定 1944
肝機能異常
尿鮮血

妻・認定 1947
関節リウマチ
甲状腺炎
腰痛

2世

長男 1971
永久歯生えず
（前歯2本）

長女 1974

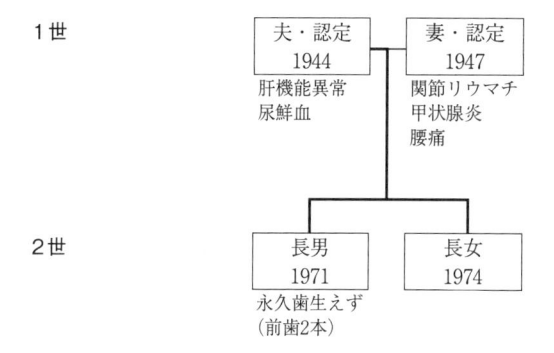

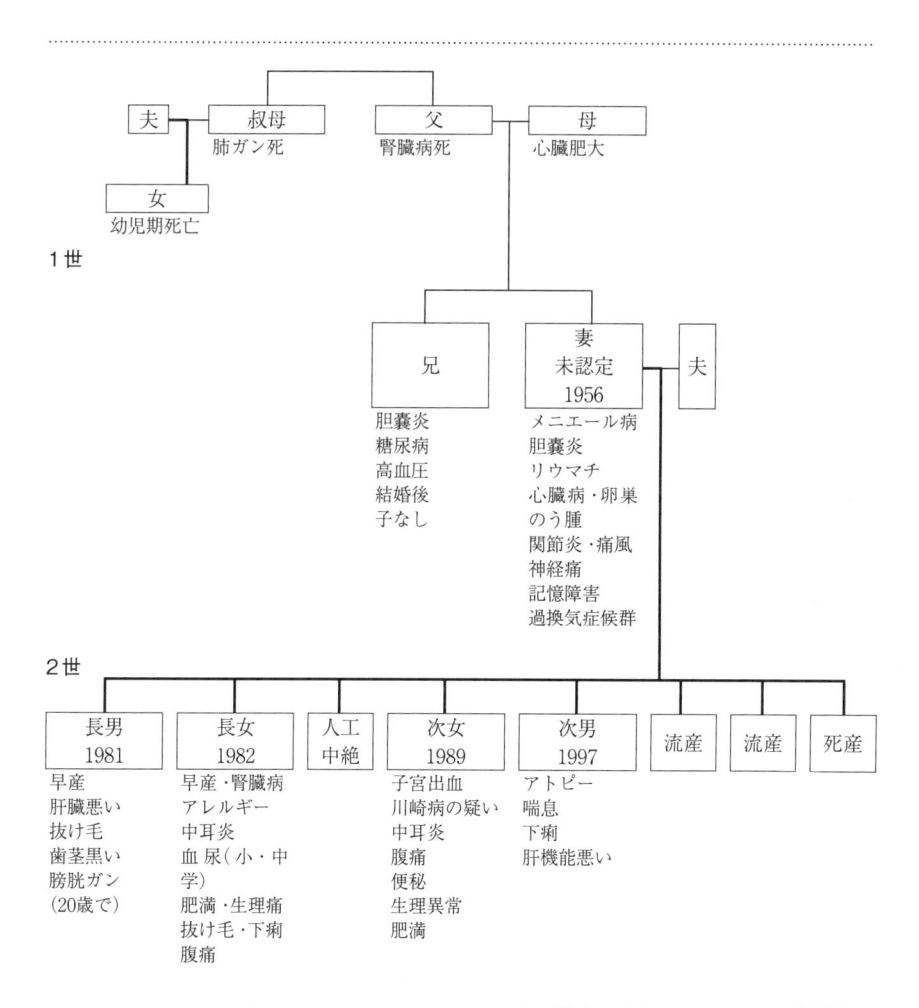

1世

夫

叔母
肺ガン死

父
腎臓病死

母
心臓肥大

女
幼児期死亡

兄
胆嚢炎
糖尿病
高血圧
結婚後
子なし

妻・未認定 1956
メニエール病
胆嚢炎
リウマチ
心臓病・卵巣
のう腫
関節炎・痛風
神経痛
記憶障害
過換気症候群

夫

2世

長男 1981
早産
肝臓悪い
抜け毛
歯茎黒い
膀胱ガン
（20歳で）

長女 1982
早産・腎臓病
アレルギー
中耳炎
血尿（小・中学）
肥満・生理痛
抜け毛・下痢
腹痛

人工中絶

次女 1989
子宮出血
川崎病の疑い
中耳炎
腹痛
便秘
生理異常
肥満

次男 1997
アトピー
喘息
下痢
肝機能悪い

流産

流産

死産

カネミ油症　過去・現在・未来

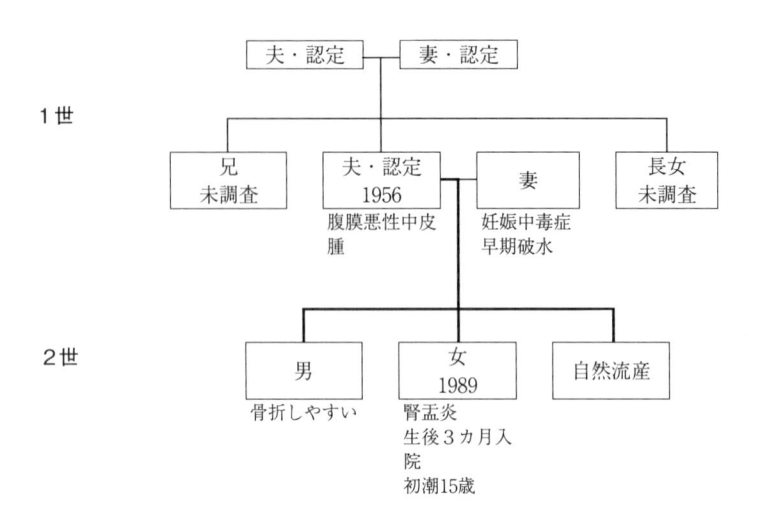

1世

- 夫・認定 ─ 妻・認定
  - 兄 未調査
  - 夫・認定 1956
    腹膜悪性中皮腫
  - 妻
    妊娠中毒症
    早期破水
  - 長女 未調査

2世

- 男
  骨折しやすい
- 女 1989
  腎盂炎
  生後3カ月入院
  初潮15歳
- 自然流産

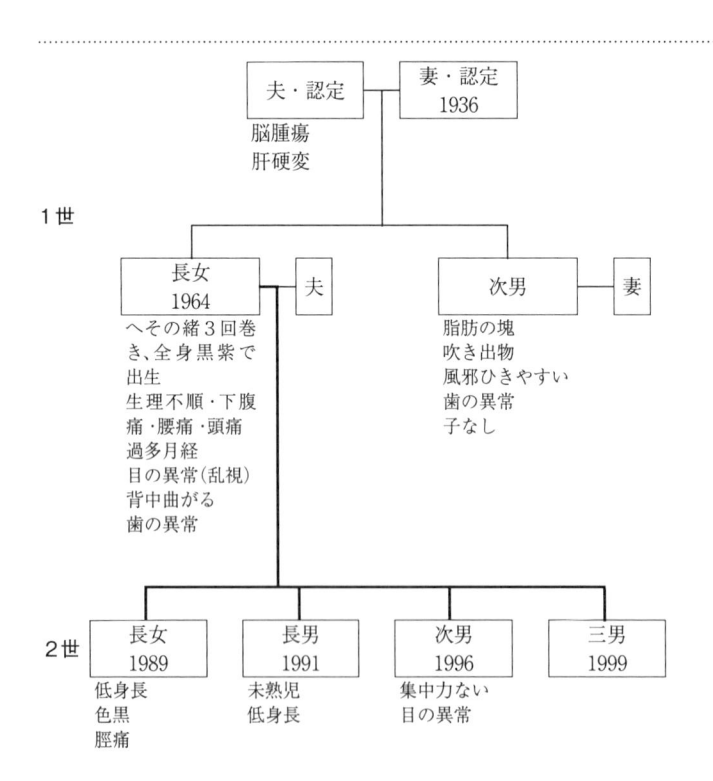

1世

- 夫・認定
  脳腫瘍
  肝硬変
- 妻・認定 1936

  - 長女 1964 ─ 夫
    へその緒3回巻き、全身黒紫で出生
    生理不順・下腹痛・腰痛・頭痛
    過多月経
    目の異常（乱視）
    背中曲がる
    歯の異常
  - 次男 ─ 妻
    脂肪の塊
    吹き出物
    風邪ひきやすい
    歯の異常
    子なし

2世

- 長女 1989
  低身長
  色黒
  脛痛
- 長男 1991
  未熟児
  低身長
- 次男 1996
  集中力ない
  目の異常
- 三男 1999

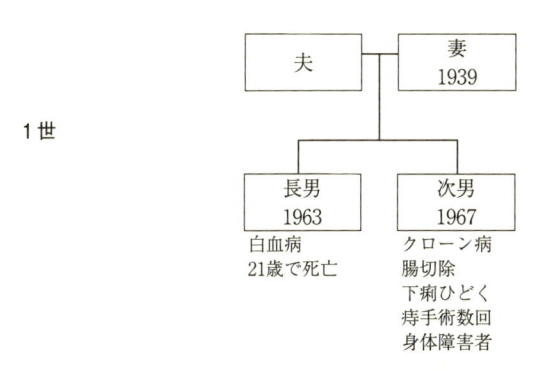

1世

```
    ┌─────┬─────┐
   夫        妻
            1939
    ┌────┴────┐
   長男       次男
   1963      1967
   白血病     クローン病
   21歳で死亡 腸切除
            下痢ひどく
            痔手術数回
            身体障害者
```

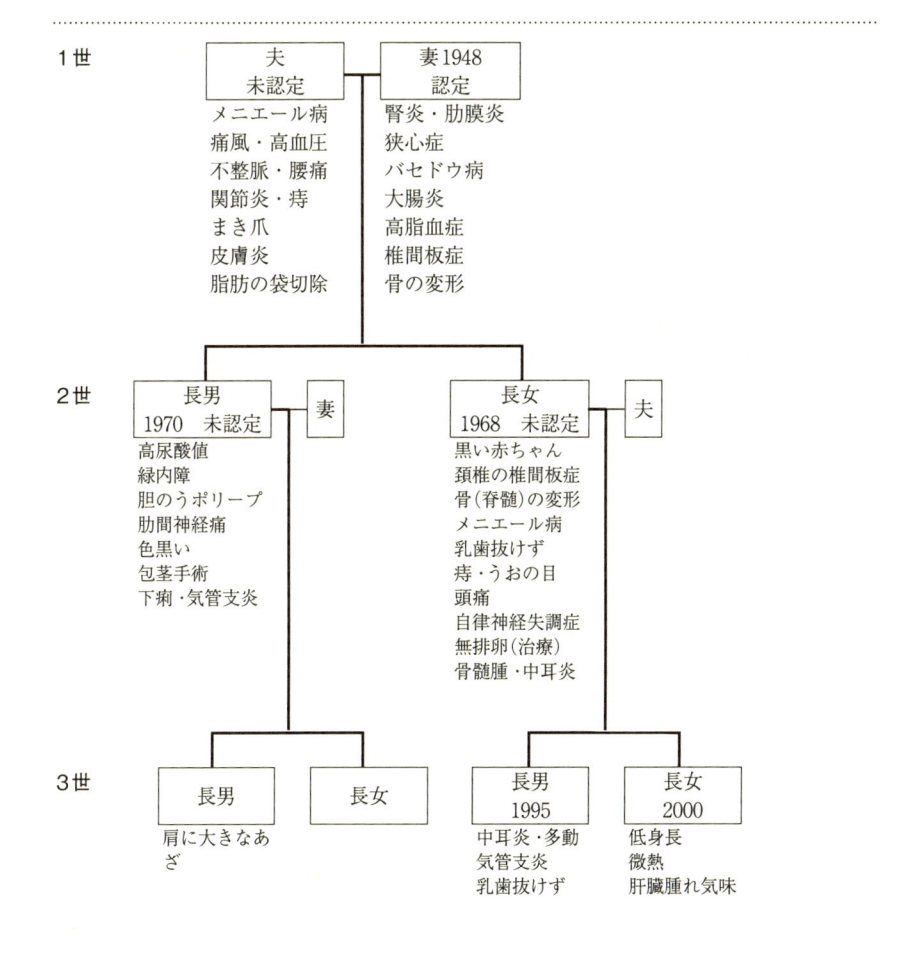

1世

```
   夫            妻1948
   未認定        認定
   メニエール病   腎炎・肋膜炎
   痛風・高血圧   狭心症
   不整脈・腰痛   バセドウ病
   関節炎・痔     大腸炎
   まき爪        高脂血症
   皮膚炎        椎間板症
   脂肪の袋切除   骨の変形
```

2世

```
   長男          妻     長女          夫
   1970 未認定         1968 未認定
   高尿酸値             黒い赤ちゃん
   緑内障               頸椎の椎間板症
   胆のうポリープ       骨(脊髄)の変形
   肋間神経痛           メニエール病
   色黒い               乳歯抜けず
   包茎手術             痔・うおの目
   下痢・気管支炎       頭痛
                       自律神経失調症
                       無排卵(治療)
                       骨髄腫・中耳炎
```

3世

```
   長男      長女       長男          長女
                       1995          2000
   肩に大きなあ        中耳炎・多動   低身長
   ざ                  気管支炎       微熱
                       乳歯抜けず     肝臓腫れ気味
```

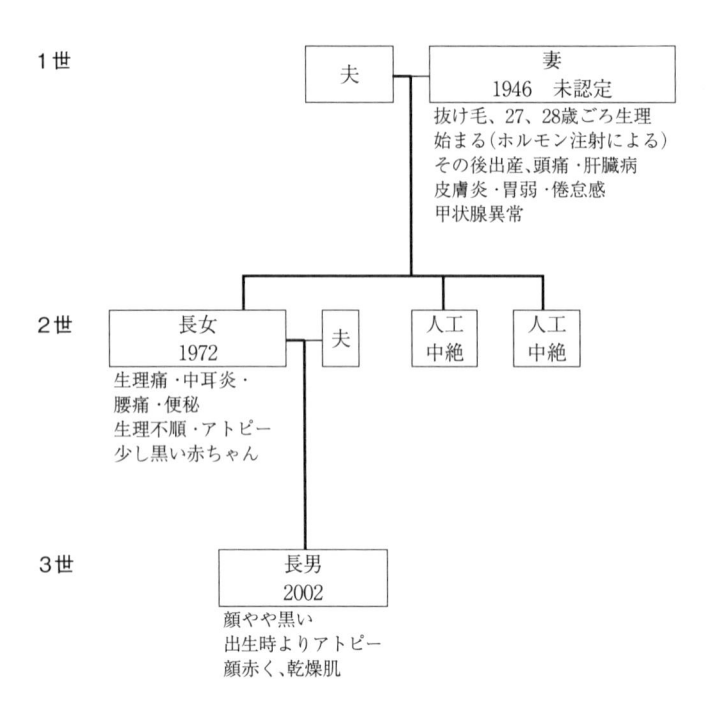

1世

```
夫 ─── 妻
      1946  未認定
      抜け毛、27、28歳ごろ生理
      始まる（ホルモン注射による）
      その後出産、頭痛・肝臓病
      皮膚炎・胃弱・倦怠感
      甲状腺異常
```

2世

```
長女          夫    人工    人工
1972                中絶    中絶
生理痛・中耳炎・
腰痛・便秘
生理不順・アトピー
少し黒い赤ちゃん
```

3世

```
長男
2002
顔やや黒い
出生時よりアトピー
顔赤く、乾燥肌
```

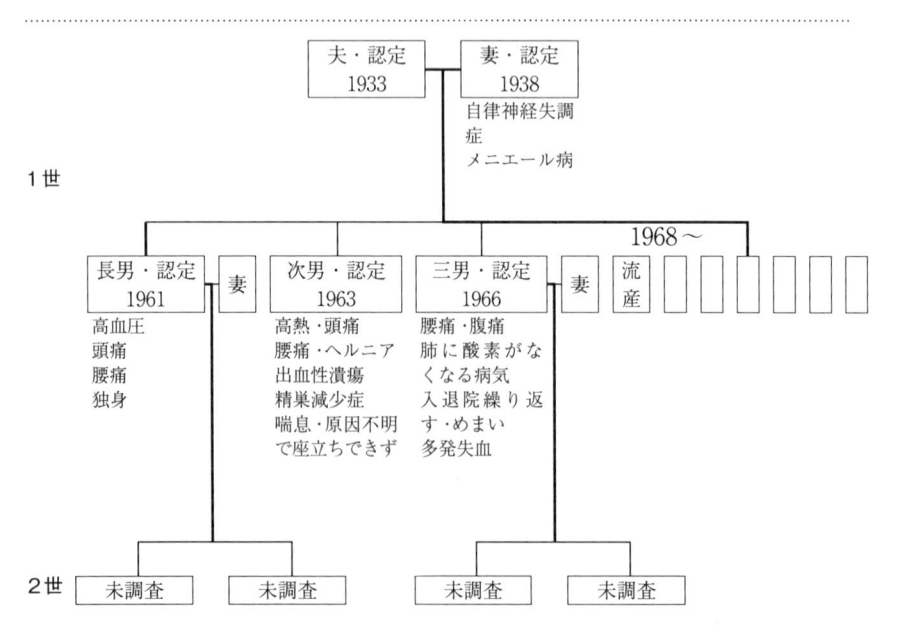

1世

```
夫・認定    妻・認定
1933        1938
            自律神経失調
            症
            メニエール病
```

```
                                          1968〜
長男・認定  妻   次男・認定   三男・認定  妻   流
1961            1963         1966              産
高血圧           高熱・頭痛    腰痛・腹痛
頭痛             腰痛・ヘルニア 肺に酸素がな
腰痛             出血性潰瘍    くなる病気
独身             精巣減少症    入退院繰り返
                喘息・原因不明  す・めまい
                で座立ちできず  多発失血
```

2世

| 未調査 | 未調査 | 未調査 | 未調査 |

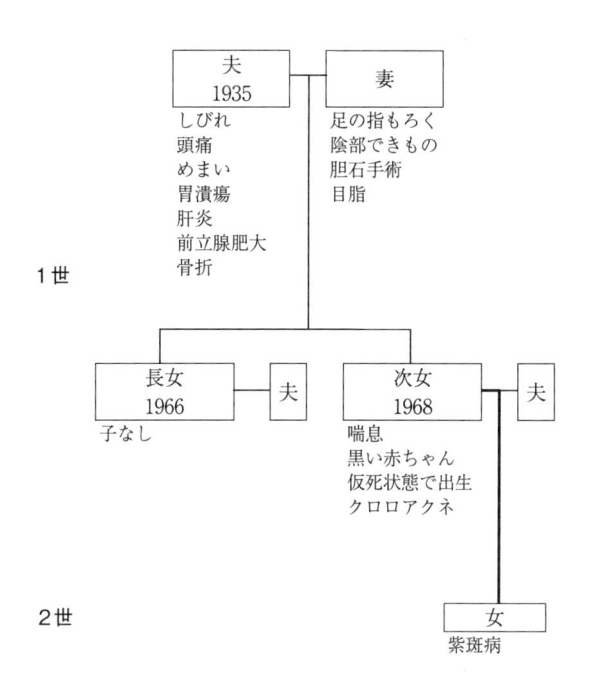

1世

夫 1935
- しびれ
- 頭痛
- めまい
- 胃潰瘍
- 肝炎
- 前立腺肥大
- 骨折

妻
- 足の指もろく
- 陰部できもの
- 胆石手術
- 目脂

2世

長女 1966 ― 夫
- 子なし

次女 1968 ― 夫
- 喘息
- 黒い赤ちゃん
- 仮死状態で出生
- クロロアクネ

女
- 紫斑病

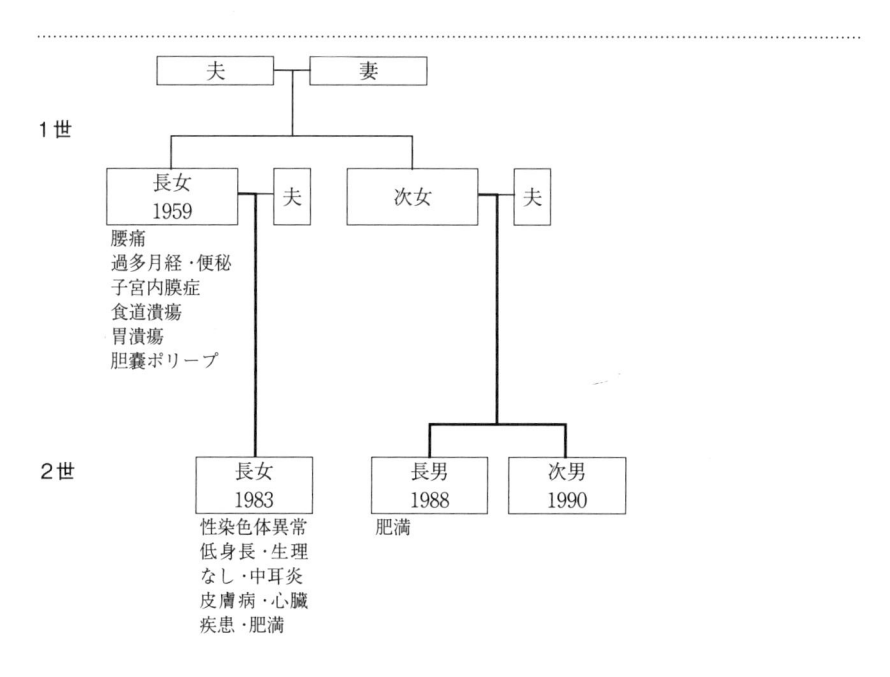

1世

夫 ― **妻**

2世

長女 1959 ― 夫
- 腰痛
- 過多月経・便秘
- 子宮内膜症
- 食道潰瘍
- 胃潰瘍
- 胆嚢ポリープ

次女 ― 夫

長女 1983
- 性染色体異常
- 低身長・生理なし・中耳炎
- 皮膚病・心臓疾患・肥満

長男 1988
- 肥満

次男 1990

カネミ油症　過去・現在・未来

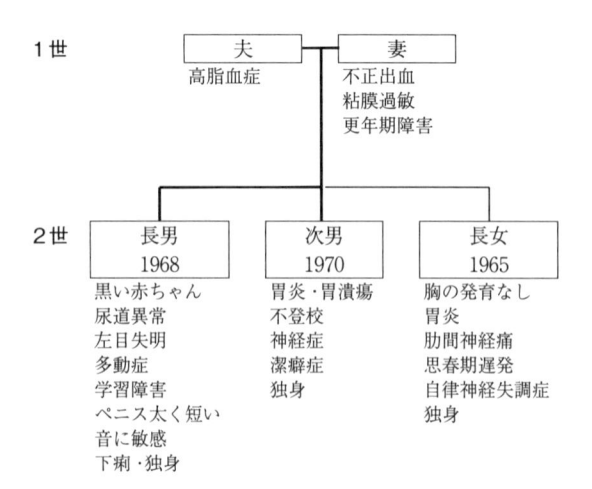

1世

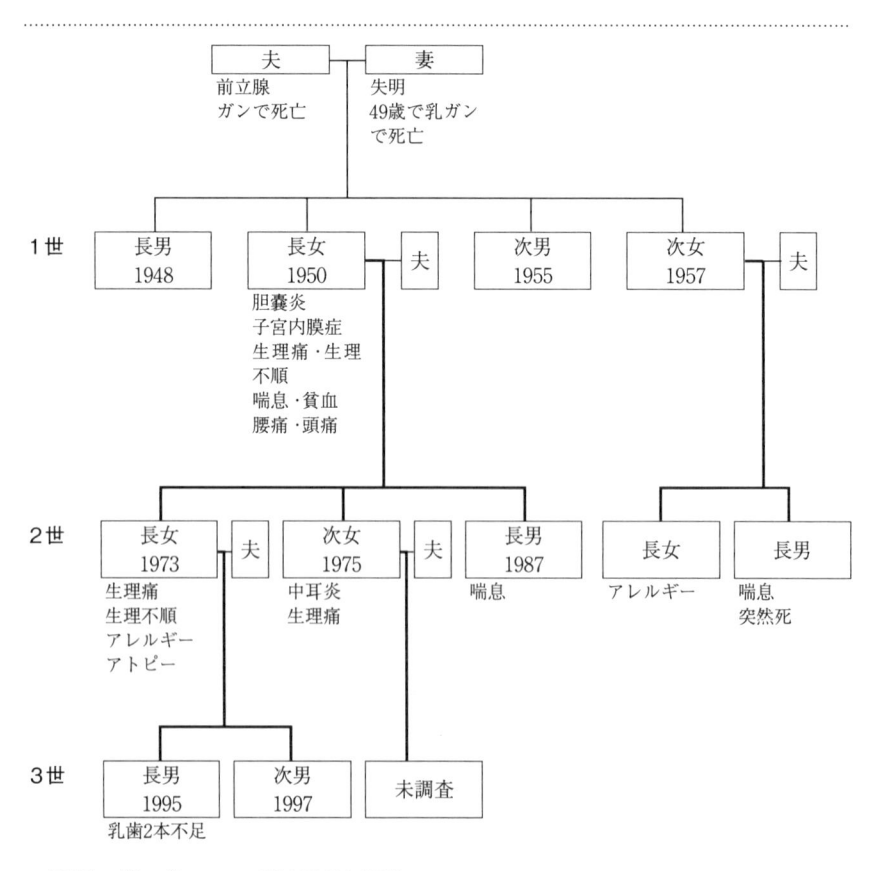

```
    夫 ─┬─ 妻
高脂血症   不正出血
          粘膜過敏
          更年期障害
```

2世

長男 1968	次男 1970	長女 1965
黒い赤ちゃん	胃炎・胃潰瘍	胸の発育なし
尿道異常	不登校	胃炎
左目失明	神経症	肋間神経痛
多動症	潔癖症	思春期遅発
学習障害	独身	自律神経失調症
ペニス太く短い		独身
音に敏感		
下痢・独身		

```
      夫 ─┬─ 妻
前立腺      失明
ガンで死亡   49歳で乳ガン
            で死亡
```

1世

長男 1948	長女 1950 ─ 夫	次男 1955	次女 1957 ─ 夫
	胆嚢炎		
	子宮内膜症		
	生理痛・生理不順		
	喘息・貧血		
	腰痛・頭痛		

2世

長女 1973 ─ 夫	次女 1975 ─ 夫	長男 1987	長女	長男
生理痛	中耳炎	喘息	アレルギー	喘息
生理不順	生理痛			突然死
アレルギー				
アトピー				

3世

長男 1995	次男 1997	未調査
乳歯2本不足		

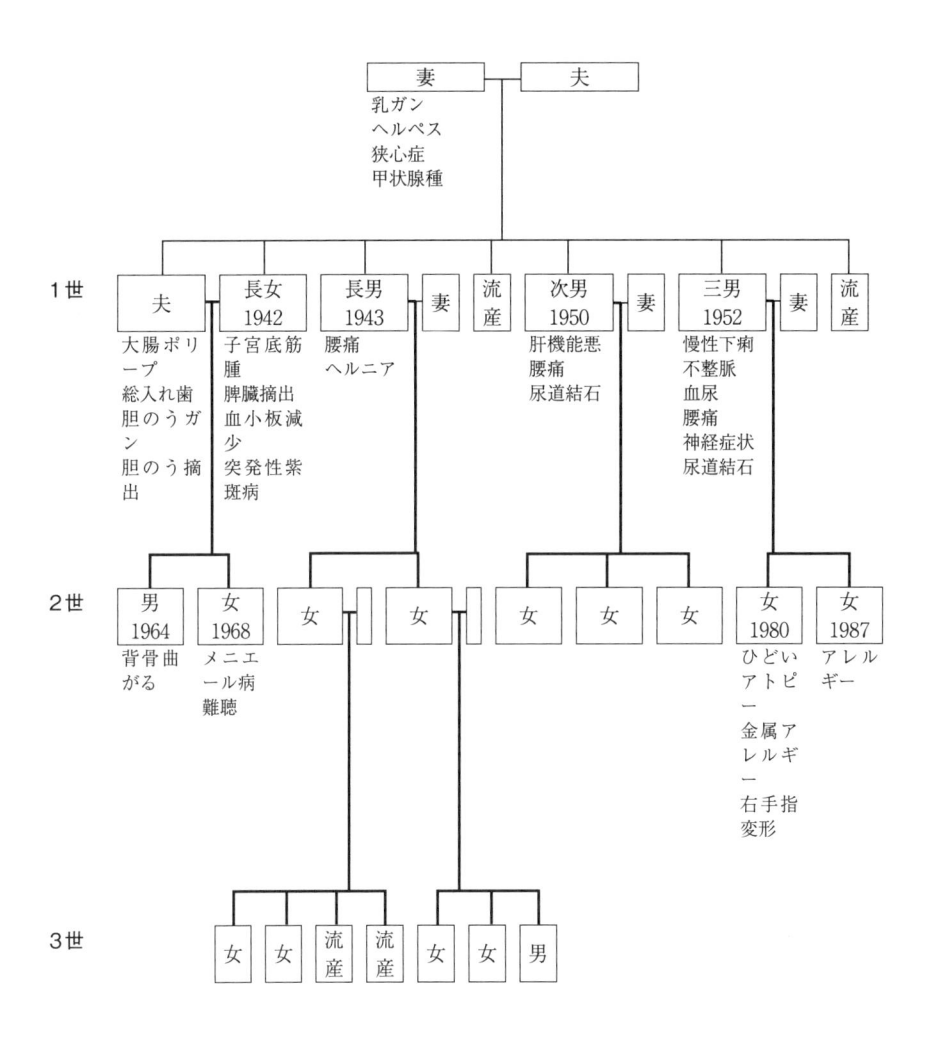

```
                          ┌─────┬─────┐
                          │ 妻  │ 夫  │
                          └─────┴─────┘
                           乳ガン
                           ヘルペス
                           狭心症
                           甲状腺種
```

1世	夫	長女 1942	長男 1943	妻	流産	次男 1950	妻	三男 1952	妻	流産
	大腸ポリープ 総入れ歯 胆のうガン 胆のう摘出	子宮底筋腫 脾臓摘出 血小板減少 突発性紫斑病	腰痛 ヘルニア			肝機能悪 腰痛 尿道結石		慢性下痢 不整脈 血尿 腰痛 神経症状 尿道結石		

2世	男 1964	女 1968	女	女	女	女	女	女 1980	女 1987
	背骨曲がる	メニエール病 難聴						ひどいアトピー 金属アレルギー 右手指変形	アレルギー

3世	女	女	流産	流産	女	女	男

© 緑風出版

6 台湾被害者

■台湾油症被害者との交流

　日本のカネミ油症被害が公表され、約10年遅れて台湾で同様の（PCBとPCDFに汚染された米ぬか油を摂取）油症被害が発症した。公表では台湾の被害者は2000人以上に及ぶとされている。日本の経験がどうして活かされなかったのか、不思議としか言いようがない事件だった。被害者が集中していたのは台中であり、そこの一般人にも被害者がいたが、特に多かったのが目に障害を持つ子どもたちを無料で受け入れているキリスト教系の施設、恵明学校だったといわれている。YSCでは、「高木仁三郎市民科学基金」の協力を得て、日本被害者との健康状況を比較する目的で数回の訪台を実現し調査を実施した。だが、距離的な条件から女性8人、男性4人に留めざるを得なかった。しかし、YSCの訪問までは、台湾で環境問題に関わっている人でも台湾油症を知らない状態だったが、台湾主婦連盟や看守台湾（Taiwan Watch、台湾有数の環境監視団体）の力があってのことだが、今ではそういう状況から脱したといえる。これまで、ひっそりと暮らしていた被害者が声を発し始めた。そして10月には、油症研究者、国会議員、地方議員などを顧問に迎え、消費者団体、環境保護団体も支援する中で被害者連合会が結成されるに至った。

　また、YSCの訪問が、現地の専門家と被害者との交流と支援の動きを生み、2004年の台南で開かれた日台環境フォーラムには、センターから日本の油症事件の報告、また、台湾油症研究者の郭育良教授や恵明学校長の報告もあった。会場には被害者、支援者も参加、原田正純先生との交流も行われた。翌年には九大油症治療研究班が台湾の専門家を招き、共同研究を約束するまでになった。

■女性被害者調査結果

　婦人科通院・治療経験者は8人中3人。生理の異常は月経過多、生理不順など4人、生理中の頭痛、嘔吐、めまいなども記入。摂取年齢が23歳の母親は、2人の子どもを出産しているが2人とも黒い赤ちゃんであった。この人の油の摂取年齢は、日本被害者の黒い赤ちゃん出産例と同じ年齢層に当たる。摂取後

表6 台湾油症女性被害者健康調査

No	年齢現在	摂取年齢	認定	家族の認定(計人数)	子ども数	生理不順	生理痛	生理での症状	婦人科通院・治療・手術	病名	その他の疾患		
1	70	45	○	×	−	×	×	腰痛	×	胃炎を起こしやすい	薬を常用	ドライアイ	食物・空気に過敏
2	63	38	○	子(5)	3	×	−	頭痛	○	高血圧	目やに	偏頭痛	陰部痙攣
3	47	23	○	子(2)	2(黒い赤ちゃん)	○	○	頭痛	○	甲状腺ガン(切除)			
4	47	22	○	×	未婚	○	○	−	○	甲状腺腫大	皮膚病	時々偏頭痛	虚弱体質
5	41	16	○	−	未婚	−	−	−	−	胃腸弱い、下痢	結膜炎	乾皮症	乾癬(多数)
6	37	12	○	×	未婚	○	○	(月経過多)	○	子宮ガン(18歳)	卵巣・子宮・乳房摘出	痙攣	常時皮膚炎
7	37	12	○	−	未婚	×	×	めまい、頭痛、嘔吐	×	乾皮症	鼻過敏		胃腸弱い
8	36	11	○	×	未婚	○	○	−	−	爪が白く		頭痛	
										外耳炎	中耳炎手術		外耳炎

表7 台湾油症男性被害者健康調査

No	年齢現在	認定	家族の認定(数)	結婚経験	子供(数)(異常)	病名					
1	68	○	妻,子女(5)	○	男3(−)	頭痛	腰痛	めまい	麻痺	肝炎	全身倦怠感	前立腺摘出
2	37	○	×	○	−	頭痛	腰痛	自律神経	腎臓弱い	眼科的	骨折	肝機能弱い(B型肝炎)
3	33	○	×	×	×	頭痛	腰痛	胃弱	腎臓	痙攣で手術(2003年)	心臓間接的にある	不整脈
4	30	○	×	×	×	胃酸過多	目やに	外耳炎	鼻過敏	痙攣(臀部)	皮膚病	腸弱

©緑風出版

に結婚したのはこの被害者のみで、摂取年齢が22歳以下のある被害者は「怖くて結婚できなかった」と言った。

　また、12歳の時に摂取した被害者は、18歳で子宮ガン、37歳で乳ガンに罹り、子宮、卵巣、乳房の摘出を余儀なくされていた。生殖器関連疾病以外では、ほとんどの被害者が不定愁訴を訴え、甲状腺ガン、甲状腺肥大は2人、いずれも20代に油を摂取していた。その他の疾病でも、日本の被害者と同じように深刻な健康状況にあることがわかった（表6）。

■男性被害者調査結果

　調査した男性被害者は4人、若い人は結婚していなかった。ほとんどの人が不定愁訴を訴えており、前立腺摘出、肝機能低下、骨折、腎臓疾患、目や耳の疾患など、日本男性被害者と同様の結果であった（表7）。

あとがき

　毎年、世界各地で場所を変えて開催される「ダイオキシン国際会議」の場で、カネミ油症は「ユショウ」(YUSHO) という日本語のままで通用する。世界の専門家・研究者の間ではカネミ油症は"ヒロシマ""ミナマタ"並みに知られているのである。ダイオキシン国際会議の場で日本から来た研究者たちは「カネミ油症患者の健康被害は経過とともに軽くなっている」「患者のPCBやPCDFの血中濃度は減ってきている」という趣旨の報告をする。私たちは何回か五島列島などで自主検診・被害者聞き取り調査をしているが、現場の被害者の健康状態は決して軽くなっていない。このギャップはどこから来るのであろうか。

　ダイオキシン国際会議で報告する研究者や油症治療研究班に所属する研究者は、行政が関与して実施される検診のデータを基に"被害状況"を把握する。しかし多くの被害者は行政と緊密な関係にある研究者や医師に大きな不信感を抱いている。「いくら検診しても患者のために活かされない」「検診はおざなりで、あんな検診でなにがわかる」「婦人科の医師がいないので身体を見せたくない」等々の不満を私たちはあちこちで聞いた。

　「私たちは国からも世間からも棄てられた」という被害者の言葉が示すように、カネミ油症被害者は自分たちの窮状を社会に訴える機会すら長い間奪われてきた。法律からも行政からも裁判からも見放され続けた被害者たちは、最後の救済の場として日本弁護士連合会（日弁連）に人権救済申立を行った。本書はその人権救済申立の一環として提出された意見書を中心に構成されている。

　病気のデパートといわれるようにカネミ油症被害者は様々な症状に38年経った今も苦しんでいる。被害者や私たち支援センターの取り組みで、ようやく国会レベルで被害者救済の動きは始まっている。本格的な救済には、一にも二にも国民の関心と世論の盛り上がりが必要である。本書を通じ、一人でも多くの人がカネミ油症問題に関心を持っていただき、取り組みに参加されることを

強く望みたい。

カネミ油症被害者支援センター（YSC）執筆者
第1章・第2章　大久保貞利
第2章・第6章　石澤　春美
第6章　水野　玲子
第6章　佐藤　禮子
第6章　坂下　栄

[編著者略歴]

カネミ油症被害者支援センター（YSC）
共同代表（石澤春美・大久保貞利・佐藤禮子）
事務所　〒171-0031　東京都豊島区池袋3-30-8　みらい館大明　108番教室 YSC

保田　行雄（やすだ　ゆくお）
　弁護士
　1951年　熊本市八代市生まれ
　1975年　明治大学法学部卒
　1981年　弁護士登録（東京弁護士会所属）
　＜担当した主な事件＞東京HIV（薬害）訴訟、医師過誤訴訟（未熟児網膜症等）、廃棄物問題（所沢テレビ朝日ダイオキシン訴訟等）
　＜著書＞『エイズに学ぶ』（日本評論社、共著）、『薬害エイズは今　新しいたたかいへ』（かもがわ出版、川田悦子との共著）、『ダイオキシンの現実』（岩波書店岩波ブックレット、宮田秀明との共著）。

原田　正純（はらだ　まさずみ）
　熊本学園大学教授
　1934年　鹿児島県生まれ
　1964年　熊本大学大学院医学研究科修了
　1972年　熊本大学医学部助教授
　1999年　熊本学園大学教授
　＜主な専門分野＞神経精神医学、環境・労働医学、水俣学
　＜著書＞『水俣病』（岩波新書）、『水俣が映す世界』『水俣学講義』（日本評論社）、『金と水銀』（講談社）ほか多数。
　＜ほかに＞日本精神神経学会賞、大仏次郎賞、グローバル500賞（国連環境計画）、吉川，英治文化賞などを受賞。

津田　敏秀（つだ　としひで）
　岡山大学教授
　1958年　兵庫県に生まれる
　1985年　岡山大学医学部医学科卒
　1989年　岡山大学医学部医学研究科修了
　1990年　岡山大学医学部助手
　岡山大学医学部講師を経て、現在、岡山大学大学院医歯学総合研究科教授（長寿社会医学・医療経済学兼担）
　＜専攻＞疫学、環境医学、臨床疫学、産業医学、因果推論、食中毒や感染症の疫学
　＜著書＞『医学者は公害事件で何をしてきたのか』（岩波書店）、『市民のための疫学入門』（緑風出版）他共著多数。

カネミ油症　過去・現在・未来

2006 年 4 月 25 日　初版第 1 刷発行　　　　　　　　定価 2000 円＋税

編著者　カネミ油症被害者支援センター（YSC）
発行者　高須次郎
発行所　緑風出版 ©
　　　　〒113-0033　東京都文京区本郷 2-17-5　ツイン壱岐坂
　　　　［電話］03-3812-9420　［FAX］03-3812-7262
　　　　［E-mail］info@ryokufu.com
　　　　［郵便振替］00100-9-30776
　　　　［URL］http://www.ryokufu.com/

装　幀　堀内朝彦
制　作　R 企　画　　　　　　　印　刷　モリモト印刷・巣鴨美術印刷
製　本　トキワ製本所　　　　　用　紙　大宝紙業　　　　　　　　　E2000

〈検印廃止〉乱丁・落丁は送料小社負担でお取り替えします。
本書の無断複写（コピー）は著作権法上の例外を除き禁じられています。なお、複写など著作物の利用などのお問い合わせは日本出版著作権協会（03-3812-9424）までお願いいたします。
Printed in Japan　　　　ISBN4-8461-0607-1　C0036

新・水俣まんだら
チッソ水俣病関西訴訟の患者たち
木野茂・山中由紀共著

四六判上製
三七六頁
2800円

水俣病のため貧しくとも豊かな故郷を離れざるを得なかった人達が、第二の人生を目指した途端に水俣病を発病する。見知らぬ地で病気と差別に耐えた末、初の県外訴訟となったチッソ水俣病関西訴訟の患者たちの人生と闘いの記録。

水俣病闘争の軌跡
黒旗の下に
池見哲司著

四六版並製
三六一頁
2400円

空前の規模の深刻な被害を発生させ、公害史上に特筆される水俣病。その責任を問い、「怨」の黒旗の下に水俣病闘争を担った川本輝夫ら患者や支援者の闘いを軸に、その闘争の全軌跡を克明な取材で描いた注目の書。

ドキュメント日本の公害
川名英之著

四六判上製
全一三巻
揃え50225円

水俣病の発生から地球環境危機の今日まで現代日本の公害史をドキュメントとして描いた初めての通史！ 公害・環境事件に第一線記者として立ち会い続けて20年、膨大な取材メモ、聞き書きノートや資料をもとに書き下ろした大作。

ドキュメント世界の公害
第1巻　ドイツと北欧
川名英之著

四六判上製
四五六頁
3200円

惑星地球の危機が叫ばれて久しい。京都議定書が発効し、環境政策はまったなしの状態だ。だが、世界各国の環境破壊とその対策は、はたして進んでいるのだろうか？ 本書は、主要各国の歴史と現状を総括するシリーズの第1巻。

杉並病公害
川名英之・伊藤茂孝著

四六判上製
三三〇頁
2500円

閑静な住宅街・東京杉並区のど真ん中に都の不燃ごみ圧縮施設「杉並中継所」が稼働した。直後から付近一帯で原因不明の呼吸困難、頭痛など被害が多発、死亡者まで出た。だが都は施設を発生源と認めず、住民は闘いに立ち上がる。

◎緑風出版の本

■全国どの書店でもご購入いただけます。
■店頭にない場合は、なるべく書店を通じてご注文ください。
■表示価格には消費税が加算されます。

電磁波過敏症

大久保　貞利著

四六版並製
二一六頁
1700円

電磁波過敏症とは、どんな病気で、どんな症状になり、どうすれば治るのか？　本書は、世界で最も権威のある電磁波過敏症治療施設（ダラス環境医学センター）を訪問し、過敏症患者に接した体験をもとに、丁寧に易しく解説する。

誰でもわかる電磁波問題

大久保　貞利著

四六判並製
二四〇頁
1900円

政府や電力会社などがいくら安全と言っても、発がんや脳腫瘍など電磁波の危険性が社会問題化している。本書は、電磁波問題のABCから携帯タワー・高圧送電線反対の各地の住民運動、脳腫瘍から電磁波過敏症まで、易しく解説。

市民のための疫学入門
[医学ニュースから環境裁判まで]

津田敏秀著

A5版並製
二四六頁
2400円

SARS、食中毒、大気汚染とがん、環境汚染と人体へ影響、薬害……。医学・医療ニュースから裁判まで、因果関係を考える疫学。さまざまな公害・環境裁判に関わってきた疫学研究者による、疫学をやさしく解説した入門書。

検証・カネミ油症事件

川名英之著

四六版上製
三五二頁
2500円

一九六八年に北九州一帯でダイオキシン類に汚染された米ぬか油を食べた約一万四〇〇〇人が健康被害を訴えた一大食品公害事件。本書は、カネミ油症事件を綿密に調査、検証して、国が被害者を積極的に救済することを強く訴える。

ディーゼル車公害

川名英之著

四六判並製
二五二頁
2000円

肺がん、呼吸器疾患、地球温暖化の元凶であるディーゼル排ガス。先進国が軽油の値上げやディーゼル車の生産規制に乗り出しているのに、日本は野放し状態。地球温暖化防止の国際条約にも違反する始末。問題点と緊急対策を提起。

崩壊したごみリサイクル
御殿場RDF処理の実態

米山昭良著

四六判並製
二六四頁
2000円

夢のごみリサイクルと宣伝されるごみ固形燃料化施設＝RDFは巨大欠陥公害施設だ。本書は、企業の甘言に乗った建設から繰り返される故障・事故、そして遂に自治体が建設企業を訴えるにいたるRDF処理の実態を現地から報告。

検証・ガス化溶融炉【増補版】
ダイオキシン対策の切札か

津川　敬著

四六判並製
二四八頁
2000円

世界がダイオキシン対策として、ごみ焼却施設の廃止へと向かっているなかで、日本は大型ごみ焼却炉の大量建設、24時間連続焼却という政策を打ち出した。その切り札がガス化溶融炉だ。その問題点を洗いごみ政策を問う。

狂牛病
イギリスにおける歴史

リチャード・W・レーシー著／渕脇耕一訳

四六判上製
三一二頁
2200円

牛海綿状脳症という狂牛病の流行によって全英の牛に大被害がもたらされ、また、人間にも感染することがわかり、人々を驚愕させた。本書は、まったく治療法のないこの狂牛病をわかりやすく、詳しく解説した話題の書！

終りなき狂牛病
フランスからの警鐘

エリック・ローラン著／門脇　仁訳

四六判上製
二四八頁
2200円

英国から欧州大陸へと上陸した狂牛病。仏政府は安全宣言を繰り返すが、狂牛病は拡大する。欧州と殺場での感染、肉骨粉による土壌汚染からの感染、血液感染、母子感染など種の壁を超え、エイズを上回る狂牛病の恐怖を暴いた書。